Pour un service public de
prévention et de soins.

Jean-Luc Mathieu

Conseiller-maître honoraire de la Cour des comptes.

Pour un service public de prévention et de soins.

Analyse critique des « politiques de santé ».

L'Harmattan

Remerciements.

L'auteur tient à remercier vivement toutes les personnes qui ont bien voulu le conseiller, sans lesquelles ce livre n'aurait pas pu être écrit : Alain Baudier, Stéphanie Combes, Alain Cordier, Gérard Escano, Agnès Frère, Gilles Johanet, Thomas Mesnier, Stéphanie Mezbourian, Elisabeth Monnet, Pierre de Montalembert, Jean-Marc Philippe, Denis Piveteau, Christian Saout, Didier Sicard, Benoît Vallet, Patrick Wuattoux et Claude Mathieu.

Rédaction achevée le 15 mars 2021.

5-7, rue de l'École-Polytechnique – 75005 Paris
www.editions-harmattan.fr
ISBN : 978-2-343-23023-8
EAN : 9782343230238

Ouvrages du même auteur

Doriot et le parti populaire français, Institut d'études politiques de Paris, 1956.

Initiation aux faits économiques et sociaux, Fernand Nathan, 10 vol.1967 à 1971, en collaboration.

Les institutions spécialisées de l'ONU, Masson, 1977.

La Communauté économique européenne : marché ou Etat ? Nathan, 1990.

Migrants et réfugiés, PUF, coll. « Que sais-je ? »1991.

Histoire des DOM TOM, PUF, coll. « Que sais-je ? », 1993.

La défense de l'environnement en France, PUF, coll. « Que sais-je ? »1994.

L'outre-mer français, PUF, coll. » Politique d'aujourd'hui », 1994.

Les grands problèmes de population, PUF, coll. « Que sais-je ? » 1994.

La protection internationale de l'environnement, PUF, coll. « Que sais-je ? »1995.

La Nouvelle-Calédonie, PUF, coll. « Que sais-je ? » 1995.

L'insécurité, PUF, coll. « Que sais-je ? » 1995.

Environnement et tourisme. Un tourisme compétitif et durable grâce à un environnement pérenne, en collaboration, La Documentation française, 1997.

La maîtrise des finances publiques, Flammarion, coll. « Dominos », 1997.

La défense internationale des droits de l'homme, PUF, coll. « Que sais-je ? » 1998.

La politique fiscale, Économica, 1999.

La défense nationale, PUF, coll. « que sais-je ? » 2002.

L'Union européenne, PUF, coll. « Que sais-je ? ». 2008.

La départementalisation de Mayotte. Analyse d'une politique publique. L'Harmattan, 2015.

Voies et impasses de l'aménagement des territoires. Analyse de politiques publiques. L'Harmattan, 2016.

Prévention : quels enjeux de Santé publique ! Analyse de politiques publiques. L'Harmattan. 2017.

La Nouvelle Calédonie sera-t-elle indépendante ? Analyse de politique publique. L'Harmattan. 2018.

L'Institution du Défenseur des droits. Préface de Jacques Toubon, Défenseur des droits. L'Harmattan. 2020.

Table des matières

Introduction

Qui n'a pas entendu cet aphorisme : « la santé n'a pas de prix, mais elle a un coût » ? Pourtant, dans leur grande majorité, les Français mémorisent sa première partie mais oublient la seconde. C'est ce que nous ne ferons pas ici.

Le 13 Novembre 1995, Alain Juppé, Premier ministre, faisait, à l'Assemblée nationale, une déclaration solennelle sur l'évolution de la protection sociale, domaine concernant toute la « Sécurité sociale », englobant l'Assurance maladie (ainsi que cet ensemble avait été constitué au lendemain de la seconde guerre mondiale), sur laquelle nous concentrerons nos observations. Il la présentait comme LE débat de société, LE grand débat de la Société française face à elle-même :

« Les Français [...] sont attachés au principe de la maîtrise médicalisée des dépenses de santé, car celle-ci place la qualité des soins au cœur du fonctionnement de notre système sanitaire. Mais nos concitoyens savent aussi qu'il faut développer au plus vite les instruments nécessaires à l'efficience de cette politique de maîtrise médicalisée qui, aujourd'hui, n'a pas de sanctions, en faisant appel à la responsabilité de tous les acteurs du système de soins. Enfin, si les Français sont attachés profondément à leur hôpital, ils ont conscience qu'il faut sortir de « l'hospitalocentrisme » et développer des synergies entre la médecine hospitalière et la médecine de ville pour améliorer les soins. »

Quel volontarisme, fondé sur deux affirmations parfaitement fantasmées, c'est-à-dire souhaitées par leur auteur, mais, parce qu'elles ne correspondent à aucune aspiration collective, vouées à l'échec !

Les Français ne sont nullement attachés à ce qu'on maîtrise médicalement les dépenses et ils n'ont nullement conscience qu'il faut sortir de l'hospitalocentrisme.

Cela dit, nous verrons qu'en 2021, le diagnostic qu'on peut faire est le même que 25 ans plus tôt.

Nous avons commencé ce livre avec cette déclaration. Nous l'achèverons avec des déclarations similaires, preuve que l'immobilisme l'a emporté sur toute autre considération pendant 25 ans.

Le Parlement a créé, en 2004, une Haute Autorité de Santé (HAS), dans une loi consacrée à l'Assurance maladie, qui, à cette époque, souffrait déjà de son déficit permanent. Pourtant, subissant la pression idéologique évoquée plus haut, ce n'est que par des voies alambiquées que la HAS évoque, comme honteusement, les aspects financiers de notre système de soins. Dans un « Rapport d'analyse prospective 2018 », la HAS écrit (p 17) : « La lutte contre les soins inutiles ou inappropriés recèle des marges de manœuvre importantes pour moderniser l'offre et améliorer le système de santé. Rapporté à la dépense courante de santé de la France au sens international (DCSi), il s'agit d'environ 50 milliards d'euros susceptibles d'être mobilisés pour des aménagements significatifs en vue d'une plus grande équité dans l'accès à la santé et dans l'amélioration de la qualité de l'offre et des pratiques. » Et, pourquoi pas, pour réduire les dépenses et…financer le grand « risque » de la perte de l'autonomie.

Ces 50 milliards d'euros à économiser sur une dépense courante de santé d'environ 200 milliards (ces chiffres sont ceux de 2018), c'est l'économie que l'on pourrait faire chaque année si l'on n'avait pas systématiquement refusé, année après année, depuis plus d'un quart de siècle, de mettre en œuvre presque toutes les réformes évoquées par nos gouvernements successifs mais incapables de les mettre en œuvre, faute d'un soutien politique de la part de ceux qui en auraient été les bénéficiaires : les citoyens qui, tout en étant aussi bien sinon même mieux soignés, auraient été moins sollicités financièrement pour payer les cotisations sociales, la CSG et les cotisations d'assurances complémentaires.

Ainsi, depuis des dizaines d'années, la France dépense « quoi qu'il en coûte » pour faire fonctionner un « système de soins », abusivement dénommé « système de santé », en accumulant des dettes, celles de l'Assurance maladie, et en attendant que leurs descendants les remboursent pour eux. L'égoïsme de cette pratique, poussé aussi loin et avec autant de constance est, sur le plan civilisationnel, un cas d'école ; comme sur le plan du changement climatique, les Français d'aujourd'hui, se moquent bien de ceux qui vivront demain !

C'est ce pathétique échec de politiques publiques majeures que nous allons analyser ici, avant d'évoquer les voies d'une « guérison de notre système de santé », en laissant à la HAS cette phrase d'envoi (p 4) : « Notre système doit être capable de faire rapidement des gains d'efficience, de redéployer des ressources pour intégrer les progrès médicaux, améliorer la qualité de vie au travail des professionnels et absorber l'augmentation des besoins en réduisant les inégalités de santé. Cela suppose de faire des choix. »

Cette analyse de politiques publiques fait une très large place à ses initiateurs, à ses acteurs et à ses critiques, lorsque leurs compétences sont reconnues. La part volontairement très importante faite aux citations, entend prouver que l'histoire des politiques publiques qui ont été menées et malmenées n'est pas une fiction de l'auteur.

Première partie : des flots d'annonces et quelques suites

Il est intéressant de parcourir les débats politiques qui ont eu lieu en France, depuis un quart de siècle, pour relever les réflexions, tout à fait lucides, des responsables politiques concernant la santé et pour voir, ultérieurement, si et comment ces diagnostics et les propositions d'actions qui ont suivi, ont réellement eu des impacts sur « la vraie vie ».

La République française adore les débats législatifs (presque toujours violemment conflictuels, tant la démocratie est peu vécue dans ce pays) qui aboutissent à des lois « bavardes » dont une partie est parfois techniquement inutile, ou bien dont les mesures votées auraient pu être prises par d'autres moyens. En outre, l'exercice législatif, en France, a un objectif de communication : le projet de loi (d'origine gouvernementale) constitue l'affichage d'un désir politique plus important que les réalisations qui devraient s'ensuivre, ce qui explique que de nombreux décrets, lorsqu'ils seraient nécessaires pour la mise en œuvre de la loi, ne soient jamais pris, vidant ainsi la loi de certaines de ses dispositions.

Surtout, bien des choses adviennent sans texte de loi, sans décret, par des initiatives qui sont prises ou ne le sont pas, par des répartitions de crédits qui facilitent ou entravent des réalisations, et enfin, par l'extraordinaire « mollesse » des préconisations de toutes les instances qui peuplent le monde de la santé et y jouent un rôle trop largement « décoratif ». Dans le domaine des soins, des choses capitales se passent dans les lois annuelles de financement de la Sécurité sociale ainsi que dans des négociations entre l'Assurance maladie et les organisations professionnelles de personnels soignants qui aboutissent ou n'aboutissent pas à des « conventions », le tout largement en dehors des projecteurs de l'information.

Chapitre 1. 1995 : « sauver notre système de protection sociale »

Deux jours après sa déclaration solennelle rappelée dans l'introduction, Alain Juppé, Premier ministre, faisait, à l'Assemblée nationale, le 15 novembre 1995, une « déclaration de politique générale sur la réforme de la protection sociale », c'est-à-dire, en faveur d'une réorganisation profonde et tous azimuts de la Sécurité Sociale. Son intention était de : « sauver notre système de protection sociale parce qu'il est notre meilleure arme pour lutter contre l'exclusion et la fracture sociale : construire pour nos enfants, la Sécurité sociale du XXI è siècle. »

1. Les grandes affirmations.

Dans le domaine des soins, la « branche » Assurance maladie ne constituant qu'une des parties de l'ensemble « Sécurité sociale », la première idée maîtresse était de maîtriser médicalement le volume des actes afin d'organiser une médecine rationalisée et de qualité au lieu d'être contraint à une réduction du taux de remboursement des actes, pour essayer de parvenir à un équilibre des comptes de l'Assurance maladie.

« Nous nous refusons à entrer dans la voie du rationnement des soins ou de la réduction des remboursements, car on sait bien que ces techniques de maîtrise comptable de la dépense de santé pénalisent d'abord les plus modestes et les plus fragiles. » D'où l'adoption de mécanismes visant une régulation médicalisée, avec des instruments nécessaires pour en définir les règles et les moyens et pour en assurer le respect.

Quelles étaient les intentions ?

1°/ Dans le secteur hospitalier, pour améliorer les soins tout en rationalisant les dépenses, il faudrait attribuer des budgets « sur le fondement d'indicateurs de qualité des soins et de sécurité sanitaire , dans le cadre d'un programme régional de santé publique». Pour ce faire, il y aurait contractualisation entre des Agences régionales de l'hospitalisation publique et privée, à créer (c'est la première fois qu'il est question d'une régionalisation de l'administration de la « santé») et les hôpitaux de leur région.

2°/ Pour ce qui est hors domaine hospitalier, le Premier ministre disait aux députés :

« Seule la maîtrise médicalisée des dépenses de médecine ambulatoire permet de concilier les préoccupations qui sont les nôtres et les vôtres : qualité des soins, d'un côté, respect des objectifs quantifiés de l'autre. [...]

Nous créerons, comme pour l'hôpital, des unions régionales de caisses d'assurance maladie qui auront la responsabilité de gérer les objectifs quantifiés régionaux, de coordonner et de renforcer le contrôle médical, qui ne fonctionne pas à l'heure actuelle, de manière satisfaisante.

Nous mettrons aussi en place (et c'est une novation très importante) un dispositif d'ajustement automatique des rémunérations des médecins en fonction du respect des objectifs. Plus concrètement, cela signifiera que les revalorisations tarifaires seront désormais conditionnelles et temporaires.

Pour passer d'une régulation collective à une appréciation individuelle des comportements, ce qui est évidemment le but, nous accélérerons le développement des instruments de « bonne pratique médicale » dont on parle depuis longtemps, sans toujours les mettre réellement en œuvre. Les références médicales seront étendues et pérennisées. Le codage des actes sera accéléré.

L'informatisation des cabinets médicaux qui est une des clés du progrès, sera encouragée grâce à l'intervention d'un fonds spécial alimenté par les professionnels. »

Ainsi donc :

nécessité d'ajuster les rémunérations des médecins à des objectifs budgétaires ;

nécessité de mettre en œuvre de bonnes pratiques médicales ;

et nécessité de faire fonctionner le Service de contrôle médical de l'Assurance maladie.

C'était l'annonce de nombreuses réformes choc, absolument fondamentales, bousculant les habitudes et les rentes acquises. C'est bien pourquoi tout l'établissement médical et paramédical, s'appuyant sur une opinion publique abusée, s'est opposé, pour l'essentiel, à leur mise en œuvre.

En 2021, la situation a-t-elle évolué ?

2. Les principales mesures.

Jamais il n'y avait eu une volonté de réforme d'une telle ampleur depuis la création de la Sécurité sociale, en 1945. Cette réforme, qui a été lancée par la loi n° 95-1348 « autorisant le Gouvernement, par application de l'article 38 de la Constitution, à réformer la protection sociale », se résume pratiquement à un seul article énumérant 8 domaines dans lesquels les réformes seraient effectuées par Ordonnances, dans tous les aspects de la Sécurité Sociale.

Mais la révolte des médecins a sensiblement amoindri les projets. Une partie du plan gouvernemental s'est retrouvée dans les Ordonnances de 1996, qui a dû cependant abandonner des mesures essentielles.

Un projet d'Ordonnance portant directement sur les revenus des médecins, en augmentant (exceptionnellement) leurs cotisations sociales pour 1995, mais aussi, en « taxant » chaque feuille de soins pour financer l'informatisation des cabinets médicaux et, plus encore, en instaurant des sanctions financières collectives ayant un impact sur les rémunérations individuelles, en cas de non-respect du taux annuel d'évolution des dépenses de l'Assurance maladie, en a fait les frais.

A aussi disparu l'idée de prévoir un numérus clausus à l'installation des médecins en secteur libéral.

Ainsi affadi, le plan n'en a pas moins décidé des mesures d'importance majeure pour l'Assurance maladie (nous n'évoquerons pas le reste).

1°/ Essayer d'« encadrer » et par là même de freiner l'augmentation des dépenses de soins?

Désormais, chaque année, le Parlement vote une Loi de Financement de la Sécurité Sociale (LFSS), comprenant une sorte de « sous budget » du financement de l'Assurance maladie appelé Objectif national de dépenses de l'Assurance maladie (ONDAM). En abandonnant les sanctions professionnelles collectives, seules à même de conduire la profession médicale à s'organiser pour s'auto-limiter dans les dépenses, l'ONDAM est devenu un simple objectif non contraignant, qui n'a jamais pu atteindre l'objectif qui avait été initialement invoqué.

L'opinion publique n'est guère informée des décisions prises, chaque année, dans ces lois, qui façonnent l'Assurance maladie et une bonne partie du « système de santé ».

2°/ Essayer de désendetter la Sécurité Sociale.

A été créée une Caisse d'amortissement de la dette sociale (CADES), financée par un impôt dénommé Contribution au remboursement de la dette sociale (CRDS), destiné à rembourser la dette née des déficits antérieurs des différentes branches de la Sécurité sociale (pas seulement de l'Assurance maladie).

Mais, dans la mesure où, faute de volonté politique, les déficits n'ont pas été rendus impossibles, la dette a continué à croître, de sorte que la CRDS et la CADES ont été prorogées, sans même qu'en 2021 on puisse vraiment en fixer la date d'extinction !

3°/ Afin « d'améliorer la qualité des soins », il était prévu de réformer en profondeur notre système d'hospitalisation, dans le cadre d'Agences régionales d'hospitalisation (ARH) cependant qu'on allait enfin instituer un système d'accréditation et d'évaluation des services hospitaliers, en fonction de normes de qualité et de coûts, par une institution indépendante, l'Agence nationale d'accréditation en santé (ANAES, devenue la HAS en 2004). L'ANAES devait élaborer et valider les références médicales opposables (RMO) qui, jusque-là, l'étaient par accord entre les médecins et les caisses ; cette modification devait redoubler leur « force ».

En outre devait être organisée une coopération, volontaire, entre établissements.

5°/ Une réforme profonde des structures de l'assurance maladie.

Une ordonnance du 24 avril 1996 a :

modifié la composition et les pouvoirs des Conseils d'administration des organismes de Sécurité sociale ;

institué des Conseils de surveillance auprès des caisses nationales et de l'Agence centrale des organismes de sécurité sociale ;

nettement renforcé les fonctions des directeurs faisant ainsi basculer le point d'équilibre, au sein de ces institutions ;

créé, dans chaque région une Union régionale des caisses d'assurance maladie, afin de rapprocher les régimes d'assurance.

En outre, un cadrage étatique, sorte de mise sous tutelle, de l'action de l'Assurance maladie était instituée à travers des Conventions d'objectifs et de gestion conclus entre l'Etat, responsable des politiques sociales, et les différentes branches et la Sécurité Sociale dont l'Assurance maladie qui, malgré leur liberté de gestion, devaient en être les réalisateurs. Ces Conventions devaient encadrer l'exercice de leur liberté, particulièrement large en ce qui concerne l'Assurance maladie, dont la « politique » s'exécute pour une large part à travers des Conventions conclues avec les professions de santé, en tenant compte de leurs exigences et finalement, en devant obtenir leur accord.

° ° °

Dans un souci d'efficacité, notons que le premier Gouvernement d'Alain Juppé a eu une ministre de la santé et de l'assurance maladie, réunissant enfin dans les mêmes mains : organisations, recettes et dépenses, Elisabeth Huber. Cela n'a duré que quelques mois et ne s'est jamais reproduit ensuite.

3. Les enseignements.

Une guerre de longue haleine, qui avait commencé dès les derniers mois de 1995, s'est prolongée pendant longtemps pour parvenir à l'abandon de l'essentiel des mesures qui devaient remettre sur pieds la médecine de ville, libérale, et les comptes de l'Assurance maladie.

Lente d'abord, à la fin de 1995, accentuée en 1996, la mobilisation des médecins libéraux s'est faite beaucoup plus vive ensuite contre cette réforme qu'ils rejetaient. L'offensive fut menée par les syndicats de médecins (hormis MG France) et des salariés de professions de soins (hormis la CFDT, favorable à cette grande réforme) et même avec l'appui d'une partie de la droite parlementaire dont était issu ce gouvernement.

Toutes les armes ont été utilisées, juridiques, d'une part, en obtenant des décisions du Conseil d'Etat et du Conseil constitutionnel, la lutte s'appuyant ensuite sur des manifestations et, enfin, à travers les lois annuelles de financement de la Sécurité sociale (LFSS)et le réseau de Conventions entre l'Assurance maladie et les organisations professionnelles de soignants.

Retenons de cet épisode que le Gouvernement d'Alain Juppé a envisagé d'agir, puis a dû capituler dans sa tentative de parvenir à une maîtrise médicalisée des dépenses ;

en renforçant un contrôle médical et financier de l'Assurance maladie, qui ne fonctionnait pas vraiment, sur la médecine de ville;

et en ajustant automatiquement les rémunérations des médecins en fonction du respect d'objectifs de dépenses.

N'ont timidement survécu à cet ambitieux plan de rénovation que : les lois, annuelles, de financement de la Sécurité sociale (LFSS), toujours en œuvre mais avec une portée limitée, la généralisation du carnet de santé (les années suivantes se chargeant rapidement de leur ôter toute utilité), le principe de la formation médicale continue obligatoire (qui est parvenue à ne jamais pleinement voir le jour), l'expérimentation de filières de soins, réforme structurelle importante (encore fort peu développées 25 ans plus tard) et l'Agence nationale d'accréditation et d'évaluation en santé (ANAES) qui s'est lentement mise en marche..

Le monde médical a ainsi su s'opposer à l'instauration de mécanismes visant à freiner une profusion assez souvent anarchique d'actes médicaux, tous décidés sous couvert de la liberté des prescriptions. La France n'a pas fini de supporter les conséquences de ce refus et de l'affadissement de la plupart des réformes qui lui étaient proposées. Faute de vouloir et de pouvoir instaurer des formes de sanctions financières, d'un type ou d'un autre, individuelles ou collectives, lorsque des bonnes pratiques sont contournées, aucun équilibre des finances de l'Assurance maladie n'est atteignable sauf à y engloutir toujours plus de recettes, ce que l'économie française ne peut pas supporter.

L'échec « fondateur » de la tentative politique courageuse d'Alain Juppé montre que, faute d'un large accord entre formations politiques, l'Etat est incapable de mener une saine politique de « santé ».

Chapitre 2. 2002 : Affirmer des droits pour les malades, dans un système de santé de qualité.

Le 2 octobre 2002, Bernard Kouchner, ministre délégué à la santé, dans le gouvernement de Lionel Jospin, présentait à l'Assemblée nationale, un projet de loi « relatif aux droits des malades et à la qualité du système de santé ». Son origine, doit beaucoup à la tragédie des malades du SIDA. Sa rédaction avait été précédée d'une exceptionnelle consultation publique, pendant des « états généraux » qui durèrent 9 mois au cours desquels 200 000 personnes sont intervenues dans un millier de réunions. Des « cahiers de doléances » avaient mis en évidence la demande de droits nouveaux...mais absolument pas d'obligations.

1. Les grandes idées.

Relevons quelques-unes des observations majeures tirées du projet de loi et du débat au Parlement.

1°/ La prévention, c'est un vaste domaine oublié de la « santé ».

« La santé publique ne peut impunément se réduire au système de soins, disait Bernard Kouchner. [...]. L'alimentation, l'agriculture, l'environnement, voire la sécurité routière, ces problèmes jusque-là sectoriels, deviennent des problèmes de santé publique. Le texte pose pour la première fois les bases d'une politique de prévention globale et cohérente. Ces dispositions essentielles sont attendues depuis des dizaines d'années, depuis la création d'une assurance maladie organisée autour des soins. Le projet de loi prévoit ainsi l'organisation et le financement de la prévention. Tous les actes qui y concourent, de l'éducation pour la santé aux différents types de dépistage, seront désormais développés de façon coordonée : un comité technique national de la prévention réunira tous les acteurs nationaux de la prévention, de l'assurance maladie à la direction générale de la santé, de la médecine du travail à la médecine scolaire, de la protection maternelle et infantile aux grandes associations. »

Il ajoutait : « Enfin et surtout, les programmes prioritaires de prévention seront financés sur le risque maladie, comme les soins. Je considère en effet que la prévention est partie intégrante de la santé et qu'à ce titre l'assurance maladie doit la financer. »

Il était nécessaire de faire un pas de plus dans le financement d'actions de prévention par l'Assurance maladie, branche de la Sécurité sociale car ce qui avait été prévu, jusqu'ici était fort restrictif. Le premier article de la loi n°88-16 du 5 janvier 1988 « relative à la sécurité sociale » avait bien créé, un « Fonds national de prévention », au sein du budget de la sécurité sociale , mais ses fonctions étaient fort limitées, ainsi qu'exprimé dans la loi: « Ce fonds est destiné à financer toute action de prévention, d'éducation et d'information sanitaires propre à améliorer l'état de santé général de la population ; il peut apporter son concours à la mise en œuvre d'actions expérimentales dans le domaine de la prévention, de l'éducation et de l'information sanitaire, conduites par des associations ou organismes privés ou non. »

2°/ Chaque patient a droit à être informé sur ce qui le concerne afin de participer activement à la définition du protocole de ses soins.

3°/ Collectivement, les malades doivent pouvoir se faire entendre dans les institutions de soins. Une représentation d'usagers doit être organisée dans les institutions médicales.

4°/ Il faut pouvoir évaluer les pratiques médicales, en ville aussi bien qu'en établissement de soins. Conséquemment une formation médicale continue est indispensable.

5°/ Il faut essayer de sortir d'une pratique médicale individualiste car la plupart des pathologies relèvent de soins qui sont optimisés dans des filières.

6°/ Il faut améliorer l'indemnisation d'accidents médicaux qui peuvent survenir indépendamment de toute faute.

2. Les principales dispositions législatives.

Nous allons résumer la nature des principales dispositions qui figurent dans les 126 articles de la loi n° 2002-303 du 4 mars 2002.

1°/ Sous le titre « démocratie sanitaire ».

D'abord des droits individuels :
a/ l'affirmation concrète du droit à l'information des patients. Ce droit s'impose, en théorie, à chaque professionnel de santé ; Pour cette même raison, chaque citoyen doit pouvoir accéder à son « dossier médical ». Le ministre disait : « En matière de droit des malades, la disposition emblématique que propose le texte est l'accès direct au dossier médical », c'est-à-dire : de droit et sans passer par l'intermédiaire d'un médecin. C'était annoncé comme une première étape « dans le cadre d'une démocratie sanitaire à construire ».
b/ l'affirmation de pouvoir accepter (ou refuser) les soins qui lui sont proposés.

Ensuite, des droits collectifs. Des citoyens-patients seront désormais représentés, par le truchement d'associations agréées, dans les instances de soins (hôpitaux, Agences...). C'est une forme de « démocratie sanitaire ».

2°/ Sous le titre « Qualité du système de santé ».

a/ L'ANAES se voit confier : « en plus de sa mission d'évaluation des stratégies et des actes de prévention et de soins [...] l'évaluation de la pratique professionnelle en médecine de ville. »

b/ La nécessité d'une formation médicale continue est répétée.
Bernard Kouchner déclara que le texte de loi « réforme le dispositif actuel, qui était inapplicable, et étend ses dispositions

à l'ensemble des médecins, qu'ils soient libéraux, hospitaliers ou salariés d'autres organisations que l'hôpital. »

Déjà la déclaration d'Alain Juppé, sept ans plus tôt avait pointé la nécessité, pour les médecins de suivre des éléments de formation continue et l'on a peine à penser qu'il ait, déjà en 1995, fallu attendre si longtemps pour estimer que les médecins français ne pourraient plus exercer leur « art » toute leur vie sans devoir mettre leurs connaissances à jour, comme on l'attend de presque tous les autres métiers.

Nous verrons que ce ne fut pas la dernière occasion d'affirmer ce qui devrait être une évidence.

c/ Prévoir la création de « réseaux de santé »..

Déjà en 1954, Noel Barrot, ministre de la santé, évoquait cette nécessité. Sept ans après les décisions du gouvernement d'Alain Juppé créant des réseaux de santé à titre expérimental, qui existaient donc à peine, Bernard Kouchner avait annoncé :à l'Assemblée nationale le 2 octobre 2001 « Enfin, si vous me permettez ce clin d'œil après un déjà long discours, le temps n'est plus aux seules « pratiques solitaires »

« Le texte donne une base légale aux réseaux de santé et favorise leur développement, car il nous faut absolument renforcer leur rôle dans le système.

La prise en charge se doit d'être plus continue et coordonnée entre la ville et l'hôpital, le système de soins et le système médico-social. Il y a beaucoup à faire.

Seuls les réseaux sont capables de donner corps à la demande légitime et forte de la population. En alliant la prévention, l'éducation à la santé et l'accès aux soins, en articulant la contribution des différents acteurs et des professionnels, nous avons déjà mené des expériences très intéressantes, loin de tout cadre juridique. Je souhaite que l'on prenne les dispositions législatives nécessaires pour donner un cadre juridique clair à de telles expériences et garantir leur financement dans la durée. »

« Les réseaux de santé, dit l'article 84 de la loi ont pour objet : « de favoriser l'accès aux soins, la coordination, la continuité ou l'interdisciplinarité des prises en charge sanitaires, notamment de celles qui sont spécifiques à certaines populations, pathologies ou activités sanitaires. » et des aides sont prévues pour une création toujours à titre expérimental.

Le seul fait de les définir (effet d'annonce) n'assure évidemment pas qu'ils seront financés et qu'ils se développeront comme nous le verrons plus loin.

3°/ Sous le titre « Réparation des conséquences des risques sanitaires ».

Jusqu'alors, les accidents médicaux ne pouvaient donner lieu à indemnisation que lorsqu'un juge condamnait pour faute grave un professionnel de soins (situation rare) et l'obligeait à réparer le dommage.

Désormais, un accident médical, qu'il soit fautif ou non, peut donner lieu à indemnisation par décision arbitrale d'une Commission, le dédommagement étant versée par l'Office national d'indemnisation des accidents médicaux.

4°/ D'autres dispositions.

a/ les unes concernent la « politique de prévention ».

Après des déclarations de principes concernant la « politique de prévention » (dont la très vaste définition a été insérée dans le Code de la santé publique), la coordination de ces actions devait être assurée par un « Comité technique national de prévention »

Ce fut beaucoup de bruit pour rien.

La loi créait l'« Institut national de prévention et d'éducation pour la santé » (INPES) qui devait être un lieu d'expertise en matière de prévention (voir le chapitre 15).

b/ les autres concernent les « orientations de la politique de santé ».

Elles exposent les bases d'une sorte de planification des « orientations de la politique de santé », par une Conférence nationale de santé assistée par un Haut conseil de la santé. Des déclinaisons régionales étaient prévues. Toutes les parties prenantes, professionnels mais aussi associations de patients, devaient y participer.

Ce fut aussi un peu de bruit pour rien.

3. Les suites de la « loi Kouchner ».

Si un certain nombre de dispositions juridiques précises ont été appliquées, toutes celles qui entendent exprimer une « philosophie » applicable à notre système de prévention et de soins, sont demeurées assez largement évanescentes, notamment celles concernant :

la coordination de la politique de prévention

la simili « planification » des orientations de la politique de soins

les réseaux de santé.

et l'obligation de formation professionnelle continue.

La participation des « usagers » au fonctionnement moins du système de santé que d'éléments de ce système, s'est progressivement développée à travers des associations de malades, regroupés selon leur pathologie

Chapitre 3. La loi de financement de la Sécurité sociale pour 2004.

Ainsi qu'évoqué plus haut, depuis la réforme constitutionnelle du 22 février 1996, le Parlement vote chaque année une « loi de financement de la Sécurité sociale » (LFSS). En fixant un « objectif national des dépenses de l'assurance maladie » (ONDAM), elle se prononce sur les prévisions de recettes et les objectifs maxima de dépenses, qui constituent, chaque année, des masses considérables, plus importantes que celles du budget de l'Etat.[1]

L'ONDAM n'est pas un budget (qui est limitatif), mais un simple « indicateur de maîtrise des dépenses ». Pourtant le « système de santé » ne devrait pas pouvoir être affranchi de méthodes qui visent à contenir les dépenses de soins de la Nation dans les limites qu'elle se donne démocratiquement. Ce qui doit être absolument souligné, c'est que la régulation du fonctionnement des hôpitaux est organisée alors qu'elle ne l'est, de fait pas, pour la médecine dite de ville, qui est toujours parvenue à y échapper.

---

1. NB. Bien qu'il ne s'agisse pas de 2004, nous allons, par un exemple, présenter la structure de base d'un ONDAM, celui pour 2020 (en augmentation de 2,45 % sur celui de l'année précédente, soit bien plus que le taux d'accroissement de la richesse nationale). Les 205,6 Md d'euros d'indications de dépenses étaient ainsi répartis :

93,6 Md pour les soins de ville
84,4 Md pour les établissements de soins
11,7 Md pour les établissements de soins pour personnes handicapées
10,0 Md de contribution aux établissements et services pour personnes âgées
3,5 Md pour le Fonds d'Intervention Régionale
2,4 Md pour diverses prises en charge (dont des cotisations sociales de personnels de santé) ;

Les dépassements de ces « objectifs » suscitent des avis d'un Comité d'alerte, créé par la loi du 13 août 2005 (voir le chapitre 5), qui génèrent des mesures visant à freiner le rythme du dérapage annoncé.

C'est en raison de l'importance de la tarification à l'activité d'une partie des activités des hôpitaux que nous avons mis l'accent sur cette LFSS. En effet, pour freiner l'augmentation continue des dépenses, faute de parvenir à limiter celles de la médecine de ville, on s'efforce de faire porter les tentatives d'économies, sur les hôpitaux.
La loi n°2003-1199 du 18 décembre 2003, de financement de la Sécurité Sociale pour 2004 a ainsi posé les modalités complexes de ce qu'on appelle la tarification des soins hospitaliers « à l'activité » : « la T2A ». Il s'agissait de passer d'une logique de moyens (un établissement reçoit une dotation indépendante de son activité) à une « logique de résultats ». Cette mutation ne concerne cependant qu'une partie des activités hospitalières (demeurent de nombreux cas spécifiques de facturation ainsi que des forfaits, s'ajoutant à la tarification à l'activité), et une partie des établissements y échappent (par exemple, les hôpitaux psychiatriques).

Depuis que la réforme de la T2A a été introduite dans notre système de financement d'activités hospitalières, elle fait l'objet de critiques visant toujours à « desserrer l'étau » dans lequel elle insère les activités des soignants. La volonté de ne pas avoir de limite financière, brièvement acceptée pour pouvoir faire face à la première vague des malades du SRAS CoV2 dans les hôpitaux, a été exprimée lors des revendications présentées lors du « Ségur de la santé », à l'été 2020.

Cette forme de rémunération des établissements de soins a durablement eu des effets très pervers ; elle a conduit, subtilement bien sûr et pas officiellement, à sélectionner les actes (donc les malades) en privilégiant les plus rémunérateurs pour l'institution (poussant, éventuellement, à la réalisation d'actes peu utiles pour les citoyens) et en faisant peu la place aux autres;

Les LFSS comportent aussi, chaque année, de très nombreuses dispositions qui, à travers des financements, façonnent, dans le domaine du système de santé, des modalités d'organisation et de délivrance des soins en particulier à travers les rémunérations des soignants. Elles sont donc au moins aussi importantes, sinon même plus, que les autres qui sont évoquées ici ; elles se complètent. Malgré leur extrême importance, elles sont fort peu présentées par la presse et donc peu connues de la population, alors qu'elles ont un impact considérable sur le système de santé.

Chapitre 4. 2004 : Relancer les préoccupations de santé publique.

Deux ministres ont été en poste lors de la préparation et du vote de la loi « relative à la politique de santé publique » : Jean-François Mattéi, dans les deux premiers gouvernements de Jean-Pierre Raffarin, comme ministre de la santé, de la famille et des personnes handicapées, puis Philippe Douste-Blazy, dans le troisième gouvernement, comme ministre de la santé et de la protection sociale

1. La première grande idée : il faut se préoccuper de santé publique.

Il revint à Jean-François Mattéi, de présenter en ces termes, à l'Assemblée nationale, le 2 octobre 2003, un projet de loi relatif à la politique de santé publique, concept négligé ou même oublié depuis de nombreuses décennies.

« Aujourd'hui [...] la légitimité pour l'Etat d'intervenir dans les affaires de chacun pour protéger la population n'est plus mise en cause. Chaque fois que leur santé ou celle de leurs proches est menacée, c'est vers l'Etat et ses agents que les Françaises et les Français se tournent pour exiger une protection efficace. Aujourd'hui, le rôle de l'Etat n'est plus contesté, il est réclamé. [...]

L'actualité le dit assez, en effet, seul l'Etat peut organiser efficacement la lutte contre les épidémies comme le syndrome respiratoire aigu sévère [SRAS], les méningites, le sida, la grippe ou l'hépatite B. Ces exemples illustrent ce qu'est la politique de santé publique : non pas l'intrusion de l'Etat dans l'intimité de chacun, mais la nécessité de comprendre et de résoudre les problèmes de santé à l'échelle de la population. Car, sans ce regard collectif, le système de santé est myope. Il ne peut pas se préparer à la compréhension des évolutions futures. Il n'est ni aussi juste, ni aussi pertinent qu'il pourrait l'être.

En bref, l'approche individuelle des maladies, pour essentielle qu'elle soit, ne suffit pas. Si, en médecine, une personne est le centre de tout, qui pourrait croire qu'un système de santé n'est que la somme des actes pratiqués au niveau individuel ? Ce serait oublier le rôle de l'environnement ; pensons à l'eau potable et à la qualité de l'air, dont Hippocrate avait pressenti le rôle. Ce serait oublier le rôle des comportements, le rôle des prises de risque plus ou moins volontairement consenties.

Une urgence nouvelle s'attache enfin à la politique de santé publique car, à cette demande de nos concitoyens, nous répondons de façon insuffisante. »

En introduction de la deuxième lecture du texte, par l'Assemblée nationale, le 7 avril 2004, Philippe Douste-Blazy déclarait notamment :

« Nous ne sommes pas bons en médecine préventive et communautaire. C'est le sujet qui nous intéresse aujourd'hui. Tant que nous ne mènerons pas une politique de santé publique au plus haut niveau de l'Etat, il n'y aura pas de culture de santé publique dans ce pays.

Est-il normal que la surmortalité des hommes jeunes nous enlève sept années d'espérance de vie par rapport à la Suède ? Est-il acceptable qu'entre les ouvriers et les cadres, le différentiel d'espérance de vie soit de six années et demie ? Pouvons-nous nous satisfaire d'un différentiel de six années d'espérance de vie entre le département le plus favorisé et le département le moins favorisé ? Que penser des écarts importants entre la métropole et l'outre-mer ? Comment accepter que le taux de prématurité soit plus élevé d'un quart chez les agriculteurs, commerçants et artisans par rapport à la moyenne nationale ? Allons-nous nous satisfaire de rester parmi les plus grands consommateurs d'alcool du monde ? Allons-nous tolérer qu'une proportion importante de notre jeunesse devienne obèse, qu'elle continue de mourir prématurément de cancer, de maladies cardio-vasculaires, de suicides (je pense en particulier aux adolescents) et d'accidents de la circulation ?

Alors que l'on est bien soigné en France, la prévention organisée reste faible. [...] Je me souviens il y a dix ans, avenue de Ségur [adresse du ministère chargé de la santé] avoir demandé aux chaines publiques de développer l'éducation pour la santé. On a essayé, sur France 3, pendant quelques minutes par-ci par-là et puis plus rien. L'éducation pour la santé dans notre pays est vraiment aujourd'hui encore à l'état embryonnaire.

La vraie question est de savoir si les ressources consacrées au système de santé ont le meilleur impact possible sur l'état de santé. ».

En posant la question de cette façon, il répondait implicitement « non ». Dirait-il que la situation est différente en 2021 ?

2. La seconde grande idée : il faut une coordination des acteurs de santé publique sur le terrain.

« L'Etat, dit le ministre, n'a pas vocation à étendre son empire sur tous ceux qui œuvrent pour la santé publique. Il lui revient toutefois d'organiser, d'impulser et de coordonner l'action sur le terrain, pour rapprocher les professionnels du soin et ceux de l'action sociale, les soins de ville et les soins hospitaliers. » Faisant référence à la canicule de l'été 2003, il poursuivait :

« Aujourd'hui, hormis telle ou telle exception locale que je tiens à saluer, cette coordination des efforts en vue d'objectifs communs est à peu près inexistante. Aux lacunes et aux mauvais résultats déjà évoqués, il est tentant de répondre par une importante augmentation des dépenses de santé publique. Mais il faut avant tout mieux utiliser les moyens dont nous disposons déjà et éviter les gaspillages d'énergie et de moyens : il faut créer les conditions d'une véritable synergie entre les différents acteurs qui fait tant défaut aujourd'hui, où la dispersion des moyens est extrême. »

On entend exactement les mêmes remarques 15 ans plus tard.

Le ministre poursuivait : « A côté des deux grands acteurs que sont l'Etat d'une part, avec ses services et ses agences et d'autre part l'Assurance maladie, avec ses caisses, coexiste une myriade de structures : observatoires régionaux de la santé, comités départementaux d'éducation pour la santé, multiples associations spécialisées, espaces santé jeunes, centres d'éducation à la santé et à la citoyenneté en milieu scolaire, observatoires de la santé au travail et d'autres encore. D'où, entre l'Etat, l'assurance maladie, les collectivités locales (régions, départements, communes et groupements de communes) les associations ou les entreprises, une répartition des responsabilités pour le moins confuse. Ce projet de loi propose un mécanisme qui associe tous ceux qui souhaitent concourir à la politique de santé publique au niveau régional. »

3. Les contenus d'une loi foisonnante.

La loi 2004-806 du 9 août 2004 « relative à la politique de santé publique », est la première loi depuis 1902 qui comporte en son titre l'expression « santé publique ». Elle réunit un extraordinaire foisonnement de dispositions (le nombre des articles de la loi a plus que triplé, passant de 51 à 153 articles pendant le débat parlementaire) et une très volumineuse annexe à son article 32. Pour l'essentiel, si tant est que l'on puisse synthétiser un tel « monument », elle se compose de quelques « blocs » de dispositions, mais ne contient aucune disposition de financement pour leur réalisation :

1°/ Une partie intitulée « politique de santé publique » ouvre la loi.

Elle affirme, en son article 2, que la Nation définit sa « politique de santé », puis consacre le reste de l'article à définir le contenu d'une politique de santé publique. Elle introduit ainsi une confusion entre santé publique et santé tout court.

Suit l'énoncé de structures chargées d'inspirer, de définir puis de mettre en œuvre cette grande politique. L'architecture est particulièrement imposante :

une Conférence nationale de santé, placée auprès du ministre de la santé, qui doit permettre une concertation sur les questions de santé, fait des rapports, formule des avis et fait des propositions au gouvernement et peut même organiser des « débats publics » ;

un Haut conseil de la santé publique (HCSP) « contribue à la définition d' objectifs pluriannuels de santé publique » et formule des avis ;

tous les 5 ans, une loi définit des objectifs de santé publique ;

des plans régionaux de santé publique déclinent localement les objectifs nationaux.

Ce monument s'est ensuite érodé, le HCSP demeurant une « butte témoin » dans ce paysage marqué cependant par des plans périodiques : plan national de santé publique, plan santé-environnement, qui ne marquent pas durablement ni les esprits ni les réalités ainsi qu'on le verra plus loin. Le HCSP pourrait, sans dommages, être intégré dans la Haute autorité de santé, dont il sera question au chapitre suivant.

2°/ Des dispositions concernent : veille sanitaire, alerte et réponses aux situations d'urgence.

L'époque ayant été marquée par la canicule de 2003 et par le développement dans le monde de nouvelles pandémies, la loi contient des dispositions visant à la « modernisation du système de veille, d'alerte et de gestion des situations d'urgence sanitaire » :

en créant l'Institut de veille sanitaire (InVS), chargé de mettre en place un système d'information permettant d'élaborer des indicateurs d'alerte ;

en l'appuyant sur un réseau de centres nationaux de référence pour lutter contre les maladies transmissibles ;

en prévoyant la possibilité de prendre dans l'urgence des mesures nécessaires pour prévenir ou limiter les conséquences de menaces sanitaires ;

en prévoyant, dans les établissements de santé, un dispositif de crise dénommé « plan blanc ».

Notons qu'en 2021, Philippe Juvin, chef des urgences de l'hôpital Georges Pompidou, déclara, dans le quotidien « Le Monde » du 12 janvier, qu'il faut : « doter notre pays du système de veille épidémiologique moderne dont il est aujourd'hui totalement dépourvu. »

3°/ La loi contient de très nombreuses dispositions ponctuelles de santé publique, fort utiles.
Nous ne citerons que la création de l'Institut national du cancer (INCa) avec des dispositions concernant les consommations à risques en lien avec le cancer ;

Martine Billard, députée, déclarait le 2 octobre 2002 : « ce projet de loi présente une conception de la prévention encore trop restrictive. Elle est surtout conçue comme information, alerte, dépistage, statistiques, avec des avancées, certes, mais aucune des causes environnementales ou sociales des risques sanitaires n'est prise en compte, hormis les dispositions concernant le plomb. Si le texte s'attaque, non sans raison, à des comportements individuels à risque (tabac, alcool), il reste muet sur les risques collectifs, que ce soit au travail, dans l'environnement ou dans l'alimentation. Ou alors, lorsqu'ils sont cités, aucune réponse collective n'est préconisée. »

Le débat parlementaire a ajouté, dans une partie de la loi consacrée à la recherche et à la formation en santé, des dispositions sur la formation médicale continue, thème déjà évoqué, preuve de ce qu'on considère comme obligatoire pour les diverses professions de soins, tarde toujours ; il est bien précisé que cette formation continue doit déboucher sur des évaluations de compétences et de pratiques professionnelles. Ce serpent de mer réapparaîtra périodiquement avant de replonger.

4°/ L'annexe aux « cent objectifs »

La loi fixe 100 objectifs pluriannuels (2004-2008), dont la réalisation devait permettre de mesurer la progression du pays vers une meilleure santé publique, grâce à des indicateurs qui, malheureusement, restaient souvent à construire.

« Ces objectifs ne forment pas un programme d'action, disait le ministre, le 7 avril 2004, à l'Assemblée nationale, il s'agit d'un tableau de bord, d'un ensemble de traceurs [...] Ils permettront à tous de juger les progrès accomplis et les améliorations à apporter. »

4°/ Cinq priorités.

La loi fixe enfin 5 grandes priorités devant faire l'objet de « plans stratégiques 2004-2008 » :

le plan national de lutte contre le cancer, déjà mis en œuvre depuis 2003 ;

le plan national de lutte pour limiter l'impact sur la santé de la violence, des comportements à risques et des conduites addictives, qui « devait s'articuler avec d'autres plans ou programmes nationaux »

le plan national de lutte pour limiter l'impact sur la santé de facteurs environnementaux ;

le plan national de lutte pour améliorer la qualité de vie des personnes atteintes de maladies chroniques ;

et le plan national pour améliorer la prise en charge de maladies rares.

4. Les suites données à ce texte.

Qu'allait-il sortir de cette loi atypique ? Comme l'écrivait Jean-Pierre Deschamps, rédacteur en chef de la revue « Santé publique », dans l'éditorial du numéro de septembre 2004 : « La loi est la loi. Pour sûr, on l'aurait aimée animée d'un plus grand souffle, plus créative, plus audacieuse encore dans la définition de politiques régionales de santé, plus conforme aux idées de la charte d'Ottawa[2] à laquelle, décidément, la politique française

2. Charte d'Ottawa.

Dans le cadre d'une conférence de l'Organisation Mondiale de la Santé a été adoptée, en 1986, une Charte qui développe l'idée que la santé de la population dépend plus de leurs conditions de vie que des soins dont elle peut bénéficier, réduisant ainsi l'importance des soins, curatifs, dans l'amélioration de l'état de santé, par rapport aux politiques agissant sur les facteurs sociaux et environnementaux, donc préventifs. Dans cette optique, pour avoir une population en bonne santé, il faut que toutes les politiques publiques soient promotrices de santé.

résiste obstinément, en faisant mine de l'ignorer ou en la travestissant.

Mais c'est la loi. Il s'agit maintenant de l'appliquer du mieux possible, loyalement et de façon citoyenne en valorisant les possibilités qu'elle offre pour compenser les faiblesses qu'elle recèle. »

Certes quelques « plans » ciblés ont été annoncés, si l'on peut dire, puisque le « plan cancer » avait déjà été élaboré et que le « Plan national santé environnement » était sur les rails (on en reparlera au chapitre 12). Seul le « plan cancer », à l'origine d'une politique durable, a eu des résultats appréciables.

Quant aux boussoles que constituaient les 100 objectifs de santé publique pour 2008, ils auraient dû faire l'objet d'évaluations, les degrés d'avancement (ou de régression) auraient dû être mesurés et en 2008, des objectifs (les mêmes ou/et de nouveaux) auraient dû être arrêtés pour les cinq années à venir, et ainsi de suite, avec des programmes précis. Il n'en a jamais été ainsi.

Nous terminerons avec la phrase de Philippe Douste-Blazy, le 7 avril 2004, à l'Assemblée nationale : « La vraie question est de savoir si les ressources consacrées au système de santé ont le meilleur impact possible sur le système de santé. » ; c'est une question qui ne concerne pas seulement les dépenses de santé publique. Dommage qu'en fait cette préoccupation soit toujours oubliée.

Chapitre 5. 2004. Tenter de maîtriser la dérive des dépenses de l'Assurance maladie.

Quelques années après le « torpillage » de la réforme tentée par le Gouvernement d'Alain Juppé, l'Assurance maladie connaissait toujours des déficits (11,1 milliards d'euros en 2003), partiellement dus (on peut toujours le dire puisqu'un déficit résulte d'un écart entre recettes et dépenses) à une insuffisance de recettes, mais évidemment provoquée par l'envolée des dépenses, sans limites et sans garantie de qualité, consécutive à l'absence de toute mesure de maîtrise médicale de ces dépenses et de pratiquement tout contrôle sur celles-ci, faute d'impact des travaux de l'ANAES et d'une réelle gouvernance de l'Assurance maladie.

Le Gouvernement de Jean-Pierre Raffarin a tenté de mettre en place un ensemble de mécanismes essentiels qui devaient éviter que l'Assurance maladie marche vers l'abîme. L'ensemble était aussi volontariste que l'avait été le plan d'Alain Juppé, 8 ans plus tôt.

1. Le Haut conseil pour l'avenir de l'assurance maladie (HCAAM).

Le 7 octobre, 2003, Jean-François Mattéi, le gouvernement de Jean-Pierre Raffarin institua par décret un Haut conseil pour l'avenir de l'assurance maladie (HCAAM). Par ses réflexions et propositions, il était chargé d'aider les décideurs politiques dans des choix concernant le fonctionnement de l'Assurance maladie. Ses travaux devaient :

évaluer le système de l'assurance maladie ;

veiller à sa cohésion ;

apprécier les conditions requises pour assurer sa viabilité « au regard de l'égal accès à des soins de haute qualité et d'un financement juste et équitable » ;

et faire des recommandations et propositions de réformes visant au respect des objectifs de solidarité financière et de cohésion sociale.

Initialement prévu pour 3 années, le HCAAM est devenu une institution permanente.

Le premier rapport du HCAAM, instance de 53 membres (son nombre a été accru ultérieurement) a été approuvé à l'unanimité, preuve qu'il exprimait un très large accord social et politique sur toutes ses remarques et préconisations. En 155 pages, ce Rapport du 24 janvier 2004, intitulé : « L'avenir de l'Assurance maladie ; l'urgence d'un redressement par la qualité. », a fait une analyse consensuelle, complète, sans angles morts, de tout ce qui n'allait pas dans le système de soins de l'époque (diagnostic qui, pour l'essentiel, demeure d'actualité en 2021).

Il conclut une longue analyse des conditions de fonctionnement de l'Assurance maladie par une conclusion on ne peut plus approfondie et sévère sur sa « gouvernance ».
« Les années récentes (pour fixer les idées, les dix dernières années) auront été des années d'incessantes transformations institutionnelles. [...] Le système connait ainsi, depuis quelques années, le changement permanent. Certains de ces changements, non des moindres, n'ont pas duré. Les enveloppes d'honoraires et de prescription, point phare de la réforme de 1996, n'ont véritablement servi qu'une seule fois. ; le suivi de l'objectif des dépenses déléguées par le système des lettres-flottantes, introduit au début de 2000, n'a jamais sérieusement été appliqué pendant ses deux années d'existence juridique ; les comités médicaux régionaux ont à peine fonctionné. Mais les autres novations se sont installées et se sont même additionnées, en sédimentant leurs strates successives. Le résultat est aujourd'hui un paradoxal mélange de scepticisme et de surcharge [...]
Ce qui a fait le plus défaut pendant ces années de bouleversement institutionnel et de dérive des dépenses de santé, c'est la capacité collective de se définir un cap et de le tenir avec constance. Crise de gouvernance qui s'observe d'ailleurs dans le cheminement désespérément lent de plusieurs grands dossiers,

pourtant déjà considérés comme stratégiques il y a plus de dix ans : cartes Vitale et Cartes de Professionnels de Santé, Dossier médical partagé, tarification des hôpitaux à l'activité ou réforme de la nomenclature [note de l'auteur : il s'agit de la nomenclature des actes médicaux. [...]

Bien sûr, cette insuffisante capacité à aboutir dans des délais efficaces est loin de s'expliquer par une seule cause. {...] La multiplication des institutions et des instruments juridiques accélère cette fragmentation des pouvoirs, en fournissant à chacun la faculté de peser sur presque tout. [...]

Le système manque aujourd'hui, à tous ses niveaux (depuis l'administration d'un hôpital jusqu'aux grands choix de prise en charge), de capacité à décider en situation de responsabilité. »

Ainsi, sur la totalité des sujets, il n'est désormais possible d'avancer que par « coordination ». [...] Sur beaucoup de fonctions essentielles de l'assurance maladie, il manque un véritable chef de file qui dispose en plénitude des moyens et du pouvoir de décider, qui affiche ses objectifs et qui soit jugé sur la manière dont il les tient.

Et c'est pourquoi les outils ont souvent pris le pas sur les finalités qu'ils doivent servir. Les conventions médicales et paramédicales, les conventions d'objectifs et de gestion (COG) entre l'Etat et les organismes nationaux d'Assurance maladie, la tarification à l'activité (T2A), les processus d'accréditation, ne sont que des instruments. Ils n'ont d'intérêt et ce sens que par rapport aux buts pratiques, chiffrés, vérifiables qui doivent être fixés au préalable : buts d'amélioration de la qualité et de l'efficience, buts de restructuration des ressources du système de soins. Or, faute de rappeler ces buts avec assez de clarté, on vient à mettre en avant les outils, et on oublie que la contrainte doit porter d'abord sur la main qui les tient.

Il n'est pas exagéré de dire que le système manque aujourd'hui, à tous les niveaux (depuis l'administration d'un hôpital jusqu'aux grands choix de prise en charge), de capacité à décider en situation de responsabilité. Non pas que celui qui décide doive décider seul et sans concertation : la prise en compte des points de vue et la capacité à faire partager l'objectif par le plus grand nombre sont, au contraire, une condition de la réussite, dans l'assurance maladie comme ailleurs. Mais la fonction de décision et de prise de responsabilité ne doit pas être diluée comme elle l'est actuellement. »

Le HCAAM prescrivait notamment 3 groupes de mesures : mettre fin entre le cloisonnement de la gestion entre hôpital et soins de ville (afin de favoriser la continuité des soins en « décloisonnant » les structures) ; mettre fin à la confusion des responsabilités entre les structures de gestion, en particulier l'Etat et l'Assurance maladie ; et enfin mettre en œuvre d'un échelon régional de gestion afin d'être plus opérationnel.

De nos jours, une bonne part de ces préconisations reste à mettre en œuvre.

Un bilan aussi alarmant, appelait des « remèdes de cheval ». Il revenait au Gouvernement d'en tirer les conséquences, ce qu'il fit par un projet de loi « relative à, l'assurance maladie ».

2. La présentation du projet de loi.

Le communiqué du conseil des ministres du 16 juin 2004 a exposé les objectifs du projet de loi. Inspiré par les constats et propositions du HCAAM. Le Gouvernement voulait faire une réforme structurelle visant à « sauvegarder » le système d'assurance maladie, par une augmentation de ses recettes et, durablement, par deux séries de mesures :

1°/ D'une part, grâce à une amélioration de l'organisation des soins.

« Soigner mieux en dépensant mieux, ne sera possible qu'au prix d'un changement profond de comportement des acteurs. Une effective coordination des soins sera effectuée par la mise en place du dossier médical personnel [DMP] et par le développement de parcours de soins coordonnés autour d'un médecin traitant ou dans le cadre de réseaux de soins.

Les liens entre médecine de ville et hôpitaux seront renforcés au travers d'un pilotage cohérent au niveau régional conduisant à rapprocher les agences régionales d'hospitalisation [ARH] et les Unions régionales des caisses d'assurance maladie.

Une Haute autorité de santé |HAS] sera créée et se prononcera sur l'efficacité thérapeutique des produits des soins et des protocoles de soins appliqués par les médecins. La formation des professionnels et l'évaluation de leurs pratiques doit contribuer à promouvoir une utilisation accrue des « bonnes pratiques ».

2°/ D'autre part, grâce à ce que le gouvernement considérait devoir être une meilleure répartition des responsabilités.

Si l'Etat « reste le garant des grands principes de santé publique et d'équilibre économique », l'Assurance maladie devait voir son rôle évoluer. Elle devait être mieux « associée » à la définition de la politique hospitalière et à celle du médicament. Centrée sur la médecine de ville, elle devait aussi améliorer ses rapports de travail avec les organismes d'assurance complémentaires, un « partage des données de santé » devant en résulter.

Le 29 juin 2004, le projet de loi relatif à l'assurance maladie fut présenté à l'Assemblée nationale par Jean-Pierre Raffarin, Premier ministre, tout comme en 1995, à nouveau pour souligner l'importance majeure des problèmes à régler, avec les deux ministres en charge de la « santé ».

Jean-Pierre Raffarin présenta ainsi les trois aspects de la réforme :

« Premièrement, nous dotons l'assurance maladie d'un nouveau dispositif de pilotage, qui allie à la fois concertation et responsabilisation [...], qui assume la responsabilité pour pouvoir s'engager et maîtriser les décisions.

Deuxièmement, l'offre de soins nouvelle permettra une modernisation du traitement des informations médicales qui contribuera à la fois à une amélioration des soins et à une rationalisation des coûts. Il y a là de vraies avancées. Le dossier médical partagé, grâce aux moyens numériques qui sont à notre disposition, va simplifier les procédures et développer l'information tout au long de la chaîne médicale, ce qui permettra d'améliorer les soins et de rationaliser les investissement s et les dépenses. [...]

Enfin le financement de la réforme est inspiré par l'esprit de justice. »

Pour la première fois, on envisageait de traiter des « informations médicales » et pas seulement celles en lien avec les épidémies, comme dans la loi de santé publique.

Philippe Douste-Blazy, ministre de la santé et de la protection sociale, qui indiquait que les dépenses d'assurance maladie avaient augmenté de 4,5 % en 2000, de 5,5 % en 2001 et 7,2 % en 2002, déclarait le 29 juin à l'Assemblée nationale :
« L'assurance maladie est aujourd'hui confrontée à une triple crise.

Une crise financière d'abord, car le déficit structurel de l'assurance maladie se creuse de façon continue année après année. Nous serons cette année à 12,9 milliards d'euros de déficit. Ceci signifie que lorsque l'assurance maladie reçoit 100 euros pour rembourser les soins, elle dépense 110 euros. C'est évidemment insoutenable à l'échelle d'un pays. L'écart important entre la progression des recettes et le rythme d'augmentation des dépenses fait peser une menace évidente sur la pérennité de l'assurance maladie. [...]

L'assurance maladie est confrontée, en deuxième lieu, à une crise de légitimité qui s'incarne principalement dans les relations entre l'assurance maladie et les professionnels de santé (tout particulièrement les médecins), encore marquées par la méfiance et parfois par l'affrontement. Les vingt dernières années de la vie conventionnelles auront été marquées par l'absence d'un véritable dialogue entre les acteurs. Des conventions sont parfois signées sans être appliquées, tandis que l'Etat se voit amené à intervenir dans la négociation. Le système s'épuise dans un état de perpétuelle négociation où la légitimité des acteurs est sans cesse contestée.

L'assurance maladie est confrontée, enfin, à une crise d'organisation, tant il est difficile aujourd'hui de répondre à une question qui pourtant semble simple : qui gère réellement l'assurance maladie ? »

Philippe Douste-Blazy poursuivait : « D'abord, il faut mieux organiser notre système de santé. C'est le cœur du projet de loi. Nous devons progressivement passer d'un système désorganisé à une organisation librement consentie par le patient. » Cette réorganisation devait s'opérer grâce, d'abord à la création, pour chaque personne, d'un « dossier médical personnel » (DMP) permettant de suivre prescriptions et actes, afin d'améliorer considérablement les soins en évitant la multiplication de prescriptions et d'actes inutiles, injustifiés ou même dangereux et fort coûteux pour la collectivité. Ce système devait permettre de faire enfin le pont entre la médecine « de ville » et la médecine « hospitalière ».

La réorganisation devait aussi s'opérer par la mise en place de véritables parcours personnalisés de soins, au profit des malades, grâce au rôle pivot d'un « médecin traitant », librement choisi par chacun. Il devait être la porte d'entrée dans le « parcours de soins ». De là dépend le « bon ordre » des soins, de plus en plus précis si la nécessité en apparaît et non plus dépendant des choix éventuellement erratiques des malades. Le système devait réduire le « nomadisme médical », non pas en l'interdisant mais en sanctionnant, financièrement, le non-respect de la filière de soins tracée par le médecin traitant.

Misant sur un sens particulièrement développé des responsabilités des citoyens, le ministre ajoutait : « Chaque acte réalisé par un professionnel de santé, chaque demande de soin faite par un assuré doivent être raisonnés. [...] Notre ambition est de conduire une réforme médicalisée, fondée sur l'efficience et la qualité des soins, non pas contre mais avec les professionnels de santé », s'attirant la remarque de Jean-Marc Ayrault : « Personne n'y croit ! ».

Les autres dispositions du projet de loi introduisaient des modifications devant :
a/ mieux définir les compétences des acteurs qui participent au pilotage, défectueux, de l'Assurance maladie, avec la préoccupation double : la qualité des soins et « tenir les coûts ».
b/ organiser une coordination régionale de l'organisation et du financement des soins, par un rapprochement entre les Agences régionales de l'hospitalisation (de création récente) et des Unions de caisses d'assurance maladie.

c/ organiser l'évaluation médicale des produits et actes médicaux par la Haute autorité de santé, préalablement à leur admission au remboursement. La promotion de l'évaluation visait à améliorer la qualité des soins.
d/ développer les référentiels de « bonnes pratiques » de la HAS, avec la double préoccupation d'améliorer la qualité de soins et d'en tenir les coûts

A la même séance, Xavier Bertrand, secrétaire d'Etat à l'assurance maladie, insista à nouveau sur le bon emploi des fonds grâce à la maîtrise médicalisée des dépenses de santé.

Après avoir rappelé que la Caisse maladie des travailleurs salariés, à elle seule évaluait entre 5 et 6 milliards d'euros par an les dépenses « injustifiées », il présentait quelques têtes de chapitre des moyens d'y parvenir :
a/ « promouvoir le bon usage du médicament » grâce au déploiement de logiciels d'aide à la prescription, à une mobilisation du service médical de contrôle de l'Assurance maladie et à des campagnes d'information. Il rappelait que « nous consommons en France, une boîte de médicament par personne et par semaine, soit une fois et demie plus que les Allemands et les Espagnols et deux fois plus que les Néerlandais. En outre il évoquait la mise au point d'une charte de qualité des visiteurs médicaux (qui présentent les médicaments aux médecins), entre les industriels et le Comité économique des produits de santé ;
b/ utiliser « le développement des référentiels de bonne pratique, qui aura un effet réel grâce à la liquidation médicalisée [expression qui signifie : remboursement seulement si la prescription est médicalement justifiée] mise en place par les caisses d'assurance maladie ».
c/ cordonner les soins, au travers du dossier médical personnel (DMP), du médecin traitant et du rapprochement entre la ville et l'hôpital ;
c/ instaurer un contrôle des arrêts de travail dont dépendent les dépenses d'indemnités journalières ;
d/ et rationaliser les achats des hôpitaux.

Relevons enfin, parmi remarques de Jean-Michel Dubernard, rapporteur du projet de loi à l'Assemble nationale: « Le chantier de la gouvernance est l'un des plus difficiles et des plus importants du texte. Les travaux de la mission Debré ont mis en relief les effets délétères de l'absence de pilotage du système de santé et des impulsions désordonnées, voire contradictoires, données par des acteurs mal coordonnés, sans vision commune et repliés sur leurs champs de compétence limités. »

La loi comporte trois parties. L'une d'entre elles concerne de nouveaux moyens de financements attribués à l'Assurance maladie (que nous ne détaillerons pas ici), pour mieux garantir son financement en évitant la poursuite du déficit. Avant de présenter sommairement les deux autres parties, nous en extrairons la philosophie, d'une part et d'autre part, la nouvelle Institution chargée de développer la qualité dans le champ sanitaire et médicosocial, la HAS.

3. La « philosophie » de cette loi.

C'est le premier article de la loi n° 2004-810, consacrée à l'organisation de l'Assurance maladie, qui expose les motifs éthiques qui « justifient » diverses dispositions qui concernent tous les acteurs de la Nation et les soins tout autant que leurs aspects financiers :

« La Nation affirme son attachement au caractère universel, obligatoire et solidaire de l'assurance maladie.

Indépendamment de son âge et de son état de santé, chaque assuré social bénéficie, contre le risque et les conséquences de la maladie, d'une protection qu'il finance selon ses ressources.

L'Etat, qui définit les objectifs de la politique de santé publique, garantit l'accès effectif des assurés aux soins sur l'ensemble du territoire.

En partenariat avec les professionnels de santé, les régimes d'assurance maladie veillent à la continuité, à la coordination et à la qualité des soins offerts aux assurés, ainsi qu'à la répartition territoriale homogène de cette offre. Ils concourent à la réalisation de la politique de santé publique définie par l'Etat.

Chacun contribue, pour sa part, au bon usage des ressources consacrées par la Nation à l'assurance maladie. »

Jean-Michel Dubernard, médecin, député rapporteur du projet de loi, avait souligné, le 29 juin 2004, à l'Assemblée nationale, quelques points essentiels qui sont au soubassement de cette loi :

a/ concernant les professionnels : « La réforme ne réussira pas sans l'engagement des professionnels de santé.[…] Le projet de loi est exigeant à leur égard. Il leur demande d'approfondir leur démarche d'évaluation et de formation continue et de s'engager plus avant dans le respect des bonnes pratiques et des référentiels de soins validés par la Haute autorité. L'article 8 du projet accélérera le rythme de l'évaluation des pratiques professionnelles, tant pour les médecins conventionnés que pour les médecins hospitaliers. Il était temps de sortir, en matière d'évaluation des pratiques et de formation médicale, des déclarations de principes et des slogans. »

b/ concernant les citoyens « Les assurés, de leur côté, seront mieux informés de la participation des médecins à ces dispositifs d'évaluation. Il me semble essentiel de mieux orienter les assurés vers la qualité. Messieurs les ministres, par quelle voie les caisses pourront-elles renseigner les assurés ? Un site internet a été évoqué : ce point mérite d'être examiné avec prudence. […] Il convient également de responsabiliser les patients. Ils seront amenés à changer leurs comportements. Le système français associe à un niveau élevé de socialisation des dépenses, un haut degré de liberté pour les patients et les professionnels de santé. Une telle liberté est sans commune mesure avec celle qui prévaut chez nos voisins. Nous souhaitons préserver cette exception tout en luttant contre ses effets pervers, qui risquent de la tuer. En effet, elle entraîne parfois des gaspillages et elle ne conduit pas toujours à une prise en charge sanitaire optimale du patient. L'un des aspects positifs du texte est d'inviter le patient à changer son comportement et à devenir en quelque sorte acteur de sa santé. »

Il eut fallu beaucoup de vertu et un sens partagé de l'intérêt général, pour parvenir à faire vivre cette philosophie.

4. La Haute autorité de santé (HAS).

Un seul long article (n°35) de cette loi N°2004-810, consacrée à l'organisation de l'assurance maladie, constitue la Charte de cette Autorité, qui est à la fois « indépendante » et liée tant au ministère de la santé qu'à l'Assurance maladie. C'est de l'institution telle qu'elle est actuellement (2021), car elle a évolué, dont il sera question ici.

Elle est dirigée par un « Collège » de huit membres choisis paritairement, en raison de leur expertise et de leur expérience dans les divers domaines couverts par ses commissions spécialisées, quatre par les plus hautes autorités de l'Etat (Présidents de la République, dA l'assemblée nationale, du Sénat et du CESE) et quatre par les ministres chargés de la santé et de l'Assurance maladie. En 2019, elle employait environ 450 collaborateurs et plus de 1000 experts externes.

La HAS présente ainsi ses missions, sans esquiver leur aspect financier, dans son Rapport d'analyse prospective de 2018 (p 4). Elle « joue un rôle de premier plan pour éclairer le régulateur du système de santé, dans la recherche qui est la sienne du meilleur équilibre entre la garantie de la qualité de l'offre de santé, l'équité d'accès à cette offre, la capacité à intégrer l'innovation et la nécessité de maîtriser une dépense financée par la solidarité nationale. » Le « régulateur », ce sont les autorités politiques : ministre de la santé, Premier ministre, Président de la République.

Les fonctions de la HAS sont variées mais toutes ont donc pour objectifs,d'encadrer « médicalement » des domaines concernant la santé tout en visant, au-delà de la « qualité médicale », à ce que ses travaux aient une influence sur les coûts, donc sur ce qui pèse sur les dépenses de soins et, avant tout, sur les comptes de l'Assurance maladie. Le postulat c'est qu'une bonne gestion médicale des soins doit aboutir à une meilleure situation financière.

1°/ D'abord, la HAS évalue les technologies de santé.

La HAS se prononce sur le service médical rendu (SMR) et sur l'amélioration du service médical rendu (ASMR) par de nouveaux médicaments et dispositifs médicaux, par rapport à ceux qui sont déjà disponibles.

L'évaluation du « service médical rendu » est essentielle pour la suite du « circuit ». Les évaluations sont accompagnées d'une notation selon que le service rendu est important, modéré, mineur ou absent, ce qui influence le niveau de sa prise en charge financière par l'Assurance maladie, et peut conduire à ne pas le prendre en charge. Car, c'est sur ces bases que le Comité économique des produits de santé (CEPS), organisme interministériel, négocie avec les industriels producteurs les prix des médicaments et des dispositifs médicaux à usage individuel. Puis, l'Assurance maladie décide des taux de prise en charge, en tenant compte des avis de la HAS. Par exemple, en 2019, la HAS a donné 581 avis sur des médicaments, 308 avis sur des dispositifs médicaux et 41 avis sur des actes, en vue de leur prise en charge (ou d'un refus) par l'Assurance maladie.

Ainsi, les conséquences financières sont décidées par d'autres instances que la HAS, qui ne fait que des préconisations. Notons qu'on relève parfois des décisions concernant les niveaux de prix qui s'écartent fortement des préconisations de la HAS, ce qui traduit des pressions de producteurs sur les décideurs.

2°/En suite, la HAS mesure la qualité des soins et la sécurité des patients dans les établissements de soins et en médecine de ville, afin de les améliorer.

D'une part, elle évalue, par rapport à des référentiels, le niveau de la qualité et de la sécurité des soins de l'ensemble des hôpitaux et cliniques. Ses experts visiteurs concluent leurs examens par des certifications souvent accompagnées de recommandations d'améliorations (dont elle vérifie l'exécution) ou même de sursis à certifier (un plan d'amélioration doit être présenté dans les six mois) et enfin de refus de certification. C'est alors l'Agence Régionale de Santé (voir ci-dessous) qui intervient ; si elle prend en considération l'avis de la HAS (ce à quoi elle n'est pas juridiquement obligée), elle peut contraindre à la fermeture d'un service. Ces opérations de certification des établissements de santé sont périodiquement recommencées.

La HAS établit des indicateurs de qualité et de sécurité des soins pour guider les établissements dans leurs pratiques.

D'autre part, en ce qui concerne la sécurité des patients, la HAS accrédite des médecins et, depuis peu, des équipes médicales qui, en raison du fait qu'ils exercent des fonctions à risques particuliers, figurent sur une liste officielle.

3°/ Enfin, la HAS recommande de « bonnes pratiques ».

Il s'agit de recommandations de soins à prodiguer par les professionnels des domaines sanitaire, social et médico-social, dans un certain nombre de maladies bien typées, afin d'optimiser et d'harmoniser les pratiques et les organisations. Les professionnels doivent les faire leurs, mais leur nature non obligatoire a été maintes fois soulignée. L'impact de ces recommandations dépend donc directement de l'effort fait pour en prendre connaissance, se les approprier et les appliquer ; les difficultés sont particulièrement importantes lorsque le suivi des bonnes pratiques implique des changements organisationnels impactant des services, donc plusieurs types de personnels. Elles ne sont pas obligatoires mais il est arrivé, rarissimement, qu'un tribunal condamne un médecin pour une inobservation d'une de ces recommandations ayant eu de très graves conséquences.

°

° °

La HAS a donc été créée pour jouer un rôle pivot, entre qualité et coûts des soins. Si la qualité des travaux de la HAS est importante, l'est au moins autant l'utilisation qui est faite de ses multiples travaux. Or, nous en reparlerons, leur caractère largement indicatif ne permet pas d'en asseoir nettement la portée, ni sur les professionnels de soins, ni sur les établissements, ni sur les médicaments (où elle œuvre avec d'autres Agences), ni sur les pratiques médicales.

Un organisme conseiller bien plus que prescripteur risque d'avoir un impact considérablement plus limité que ce qu'on dit officiellement en attendre.

5. L'organisation de l'offre de soins avec la maîtrise médicalisée des dépenses de soins.

Sous ce titre se trouvent de très nombreuses innovations de la loi qui, si elles étaient appliquées, transformeraient profondément les conditions d'exercice des soins :

1°/ Doter chacun d'un « dossier médical personnel » (DMP) destiné à favoriser la conduite, la qualité et la continuité des soins.

2°/ Rattacher chaque assuré à un « médecin traitant », pivot des soins, qui met en place le DMP, (dont le non-renseignement devait pouvoir entraîner des sanctions). Il faudra désormais passer par le médecin traitant pour qu'il puisse coordonner les soins (en partie grâce au DMP), faute de quoi, les remboursements seront moindres. Certaines personnes sont encore sans médecin traitant en 2020.

3°/ Revoir le traitement des ALD. Lors de la discussion du projet de loi, Jean-Michel Dubernard avait fait une remarque importante : « La prise en charge des ALD n'est pas, de mon point de vue, satisfaisante. Elles représentent 50 % des dépenses d'assurance maladie et sont toutes traitées sur le même plan alors qu'elles n'ont rien de commun entre elles. Au sein de chacune des ALD des distinctions sont nécessaires. »

L'article 6 de la loi a prévu un resserrement des prises en charge des ALD avec référence, dans la définition des protocoles de soins, réversibles, des préconisations de la HAS et intervention du médecin conseil de l'Assurance maladie. Toute la portée de cet article tient au sérieux avec lequel toute la « chaîne » définira, appliquera, modifiera et arrêtera les protocoles de soins.

4°/ Favoriser, par des accords interprofessionnels, une meilleure organisation « notamment par la création de réseaux de santé, la promotion des actions d'évaluation des pratiques professionnelles individuelles ou collectives, la formation continue, ainsi que des dispositifs visant à améliorer la qualité des soins » ;

5°/ Faire contrôler, par l'assurance maladie, que les traitements prescrits respectent les bonnes pratiques, avec possibilité de ne pas prendre les frais en charge ;

6°/ Doter la carte Vitale d'une photo pour éviter des fraudes. En 2021, beaucoup de ces cartes n'ont toujours pas de photo ;

7°/ Indiquer, sur le premier décompte annuel des remboursements envoyé à chaque assuré, le montant des dépenses engagées pour lui au cours de l'année précédente, afin de le sensibiliser au poids de ses dépenses ;

8°/ Renforcer le contrôle sur les arrêts de travail pour éviter les abus :

9°/ Encadrer les visites aux médecins des démarcheurs de médicaments, afin de réduire la pression des laboratoires sur les prescripteurs, dans la mesure ou les Français consomment beaucoup plus de médicaments que les autres Européens, ce qui n'est toujours pas totalement réalisé en 2020.

Lors du débat à l'Assemblée nationale, Claude Evin, ancien ministre de la santé, alors député, fit deux remarques importantes:

le 30 juin 2004 : « quelles que soient les critiques sur le fond que l'on peut formuler à l'encontre des Ordonnances de 1996, elles représentaient des éléments de réforme autrement plus structurantes pour notre offre de soins que celles que vous nous proposez aujourd'hui » ;

le 8 juillet 2004 : « Je ne dis pas qu'il faille immédiatement préconiser la remise en cause d'un certain nombre de principes qui organisent la médecine ambulatoire et la médecine libérale, mais il reste que le Rapport de l'Office français des conjonctures économiques pointe, par exemple, le fait que la référence incantatoire à certains principes de la médecine libérale, notamment en ce qui concerne les modes de rémunération, exclut une remise en cause qui semble pourtant indispensable Tous les économistes de la santé reconnaissent que le paiement à l'acte est inflationniste. Si vous décidez qu'il est hors de question d'y toucher, dites-le, mais affirmez en même temps qu'il n'est pas possible de lutter contre cette inflation ! Ne prétendez pas que vos réformes y suffiront.

Je pense que sans réforme des modes de rémunération des professionnels libéraux, beaucoup de mesures annoncées ici demeureront très limitées. »

Le payement « à l'acte », très général, est un obstacle dirimant à la transformation du système de soins. Le corps médical y est assez largement attaché. C'est ce qu'on peut aisément constater quinze ans plus tard.

6. Des dispositions relatives à l'organisation de l'Assurance maladie.

Cette partie de la loi vise à mieux dépenser et, implicitement car on n'ose vraiment jamais le dire : à moins dépenser. Ces deux aspects sont développés à, travers de nombreuses dispositions structurelles touchant l'Assurance maladie:

concernant les « objectifs de dépenses et de recettes » un Comité d'alerte informe sur les risques de dépassement des objectifs de dépenses avec pour objectif de susciter des mesures correctrices ;

les compétences des organismes d'Assurance maladie sur la part des remboursements est affirmée ;

il est créé auprès du ministre en charge de la santé un Conseil de l'hospitalisation qui doit contribuer à élaborer une politique de financement des établissements de santé, avec des participations de l'Assurance maladie ;

des dispositions modifient à la marge la politique de « conventions » entre l'Assurance maladie et les représentants des médecins libéraux afin d'ouvrir des dispositifs d'aide financière pour faciliter des installations en zone déficitaire en médecins, ainsi que l'exercice professionnel regroupé .

de nombreuses dispositions ont transformé les structures de l'Assurance maladie :

en dotant la Caisse nationale d'un directeur assisté d'un Conseil

en instituant une Union nationale des caisses d'assurance maladie (UNCAM) dotée d'importantes missions dont celle de prendre en charge les actes et prescriptions ;

et en instituant une coordination régionale des organismes d'assurance maladie.

7 Et après ?

De nombreuses dispositions de cette loi nécessitaient des textes réglementaires pour être applicables, donc appliquées. Il est difficile de savoir aujourd'hui ce qui n'a jamais été applicable, car la volonté s'est affaissée après l'adoption de la loi, et ce qui a été inappliqué ou mal appliqué, en raison d'oppositions explicites ou implicites. En effet, cette loi heurtait des intérêts :

en s'opposant aux structures et aux fonctionnements de l'assurance maladie ;

mais, plus encore, en visant à transformer des pratiques de corps de professionnels et d' institutions de soins, en cherchant à réduire les « gâchis », qui constituent pour eux des« libertés thérapeutiques » et bien des occasions de recettes.

La réforme misait aussi sur une certaine « vertu » des citoyens que l'on invitait à réfléchir sur leurs responsabilités individuelles pour faire vivre et sauvegarder une institution à laquelle ils sont si attachés. Mais, pour cela, il eut fallu un long effort de pédagogie qui a fait défaut et que les professions de soins n'ont absolument pas favorisé.

Il n'y a jamais eu depuis (comme depuis bien avant) d'équilibre des comptes de l'Assurance maladie

Chapitre 6. 2007 : Prévenir les menaces sanitaires de grande ampleur et y faire face.

Le Sénat s'est penché sur le problème de la sécurité sanitaire et a consacré un Rapport à la sécurité et à la veille sanitaires. Claude Huriet disait au Sénat, le 24 septembre 1997, à ce propos : les études faites par les sénateurs « ont montré que les conditions de la veille et de la sécurité sanitaires n'étaient pas aujourd'hui garanties. »

A son initiative, une loi a donc été adoptée le 1er juillet 1998, « relative au renforcement de la veille sanitaire et du contrôle de la sécurité sanitaire des produits destinés à l'homme ».

Ont été créées trois « Agences de sécurité sanitaire », respectivement consacrées : aux produits de santé, aux aliments et à l'environnement (voir la seconde partie). Mais le début du texte est consacré à la veille et à l'alerte sanitaires. Il crée l'Institut de veille sanitaire (InVS) chargé :

d'effectuer la surveillance permanente de l'état de santé de la population ;

d'alerter les Pouvoirs publics en cas de menace pour la santé publique et de recommander des actions appropriées ;

et d'identifier les causes de changement de l'état de santé de la population, notamment en situation d'urgence.

Tous les services concernés par la santé, en France, sont évidemment censés lui apporter leur concours. Devant leur dispersion, leur éclatement, la loi a prévu que le Gouvernement remettrait au Parlement, dans un délai d'un an un rapport « ayant pour objet de proposer la restructuration des organismes de droit public, propre à éviter une confusion de missions et la dispersion des moyens de la veille sanitaire ».

La loi crée aussi un « Comité national de la sécurité sanitaire, chargé d'analyser les évènements susceptibles d'affecter la santé de la population », chargé de coordonner la politique scientifique de l'InVS et des différentes Agences de sécurité sanitaire.

Quelques années plus tard, la situation sembla à nouveau insatisfaisante. Après les craintes nées de l'épidémie de grippe H5 N1, arrivée en Europe en 2005, un plan « pandémie grippale » avait été établi puis actualisé dans les années suivantes, avec des « exercices » périodiques (qui se sont poursuivis jusqu'en 2013). Mais les menaces sanitaires s'accroissaient dans le monde. C'est à nouveau au Sénat que revient l'initiative d'une proposition de loi « relative à la préparation du système de santé à des menaces sanitaires de grande ampleur ».

1. Le diagnostic.

Au Sénat du 23 janvier 2007, le sénateur Francis Giraud, rapporteur d'une proposition de loi, faisait remarquer que, les précédentes années avaient été celles d'une prise de conscience des menaces sanitaires de grande ampleur : alerte à l'anthrax, aux Etats Unis d'Amérique, en 2001, canicule en France en 2003, apparition du chikungunya et crainte d'une propagation de la grippe aviaire, en Europe, en 2005.

Les constats effectués lors de ces crises, connues sinon subies par la France, étaient doubles : d'une part, l'appel en renfort des professionnels de santé volontaires n'était pas suffisamment encadré et, d'autre part, les produits de santé et les équipements achetés et stockés l'étaient « dans des conditions fragiles, avec des effectifs trop réduits et par des personnes dont ce n'est pas spécifiquement le métier. »

A la même séance, Xavier Bertrand, ministre de la santé et de la solidarité s'exprimait sans ambages : « Pouvons-nous faire mieux ? La réponse est bien évidemment oui, et nous devons faire mieux. [...] Votre proposition de loi permettra de rattraper un retard qui date, osons le dire, de plus de trente ans. »

2. La loi.

La loi n° 2007-294 du 5 mars 2007, « relative à la préparation du système de santé à des menaces sanitaires de grande ampleur », a décidé :

1°/ la constitution d'un corps de « réserve sanitaire » constitué de volontaires, rapidement mobilisable en cas de situation sanitaire dépassant les moyens ordinaires du système de soins ; ses membres bénéficient d'un statut protecteur, plus protecteur que celui de la réserve militaire et de la sécurité civile.
2°/ la création d'un établissement public administratif qui, à la demande du ministre en charge de la santé, administrera la réserve sanitaire et sera chargé « d'acquérir, de fabriquer, d'importer, de distribuer et d'exporter des produits et services nécessaires à la protection de la population face aux menaces sanitaires graves et, enfin, toujours dans des conditions décidées par le ministère, d'assurer la couverture de besoins non satisfaits en médicaments et dispositifs médicaux.

Cet établissement s'est appelé l'Etablissement de Préparation et de Réponse aux Urgences Sanitaires (EPRUS). En 2016, il a été fondu, avec d'autres établissements publics, pour donner naissance à « Santé Publique France », cette fusion s'étant accompagnée d'une sensible réduction des effectifs, ce qu'on peut considérer comme une catastrophe.

Xavier Bertrand déclarait, à l'Assemblée nationale, le 22 février 2007, au sujet du texte qui venait d'être adopté : « Les crises sanitaires ne sont ni de droite ni de gauche ; il sera donc appliqué. [...] Nous avons ainsi à notre disposition un outil supplémentaire. La France a beau être le pays le mieux préparé à affronter ce type de menace, mieux vaut continuer à améliorer ce qui peut l'être. Ce sera profitable à chacun, quel que soit le gouvernement en place. »

3. La cécité quant au financement.

Le financement des actions de l'EPRUS devait provenir de l'Assurance maladie et du budget de l'Etat, le gouvernement voulant que la majeure partie et pas seulement la moitié, provienne de l'Assurance maladie, le budget du ministère de la santé étant « contraint », expression qui signifie : peu doté. Ceci a donné lieu à des échanges politiques importants ; au Sénat comme à l'Assemblée nationale. Ce « délestage » sur l'Assurance maladie a fait l'objet de critiques, cette mission relevant d'évidence de l'Etat et de son budget et non de celui de l'Assurance maladie. Xavier Bertrand, en réponse à ces remarques, a botté en touche, assurant le Sénat « de l'engagement du gouvernement, s'agissant de la mise à disposition des moyens financiers nécessaires », et faisant les mêmes remarques à l'Assemblée nationale.

Finalement, absolument rien n'a été décidé dans la loi concernant le financement de l'EPRUS et de ses missions. Ce n'est pas la première fois (ni la dernière) que l'Etat crée des institutions ou leur donne des missions sans rien fixer comme mode de financement, ou en en rejetant la charge sur l'Assurance maladie, qui n'a pas été créée pour ce faire.

L'impréparation française, lorsqu'a éclaté , en 2020, la crise du SRAS-CoV-2, n'aurait-elle pas une de ses origines dans cette impossibilité de fixer clairement le mode de financement de cette institution ? On y reviendra au chapitre 14.

Chapitre 7. 2009 : Mettre en place un « véritable système de soins »

Ce titre, nous le reprenons de l'intervention qu'a faite devant l'Assemblée nationale, le 10 février 2009, Roselyne Bachelot-Narquin, ministre de la santé et des sports, lorsqu'elle y a présenté le projet de loi « portant réforme de l'hôpital et relative aux patients, à la santé et aux territoires ».

Le 17 avril 2008, Nicolas Sarkozy, Président de la République, dans un déplacement à Neufchâteau déclarait, entre autres remarques : « Il faut à l'hôpital public un patron et un seul, excusez-moi. Ce patron, c'est le directeur. Cela ne veut pas dire qu'il agit seul. Cela ne signifie pas qu'il peut ignorer la réalité médicale dans ses décisions [...] Le projet médical de l'établissement sera naturellement conçu conjointement avec les médecins. Comment pourrait-il en être autrement. Mais il faudra bien, au bout du compte, qu'investi de l'autorité, quelqu'un décide et assume la responsabilité de ses décisions. »

Ainsi était lancée une réforme de l'hôpital qui, après de nombreuses concertations, mais dans une atmosphère extrêmement conflictuelle car elle prenait de front les médecins hospitaliers, a abouti l'année suivante.

1. Les constats et les intentions.

L'exposé des motifs expliquait les objectifs en un paragraphe : « Le projet de loi « hôpital, patients, santé, territoires » a pour ambition d'engager l'indispensable modernisation de notre système de santé, en plaçant l'accessibilité des soins au premier rang de ses priorités, notamment par une meilleure coordination des parcours de soins. Il appelle des modifications d'organisation à la fois dans le secteur sanitaire, hospitalier et ambulatoire, et dans le secteur médico-social. Une gestion transversale par un acteur unique au plan régional est une condition nécessaire. C'est la raison d'être de la réforme organisationnelle que constituent les agences régionales de santé. Enfin, ce projet de loi propose des actions de prévention. »

La ministre a ainsi présenté à l'Assemblée nationale un projet de loi bien plus ambitieux que la seule réforme du fonctionnement hospitalier, ce qui explique le titre apparemment « fourre-tout » du texte. De son discours, le 10 février 2009, on peut retenir un certain nombre de points forts :

1°/ Le « réseau » médical français est inadapté aux besoins.

La ministre n'avait pas de mots suffisamment forts pour critiquer le système sanitaire.

« Alors que la densité médicale est de 830 médecins pour 100 000 habitants à Paris, et seulement 198 dans l'Eure, peut-on laisser la répartition des médecins sur le territoire se dégrader sans agir ! [...] La population vieillit. Nous sommes actuellement en pleine transition démographique. Ce défi d'envergure nous pousse à développer les soins de suite et le secteur médico-social. [...] Les inégalités sociales et territoriales d'accès aux soins se creusent. Il nous faut impérativement réduire ces écarts intolérables. Les progrès techniques se multiplient. Ils nous incitent à repenser l'organisation des soins. »

Mais la ministre précisait bien que l'organisation de l'offre de soins doit s'opérer « dans le respect de la liberté d'installation. », ce qui tempère fortement, pour ne pas dire qu'elle l'annule, toute tentative réelle de conduire à une installation des médecins là où on en a besoin et non pas là où ils veulent s'installer.

La ministre poursuivait : « Il m'a paru essentiel de proposer, pour la première fois, la mise en place d'un véritable système de soins. Ce terme doit s'entendre dans son sens le plus plein. Qu'est-ce qu'un système de soins sinon un ensemble d'éléments réunis pour former un tout organisé et cohérent ? Nous ne pouvons plus continuer à parler de « système de santé » sans que soit mise en cohérence l'organisation de la médecine libérale, celle de l'hôpital, de la prévention et du médico-social ; sans rapprocher l'organisation et le financement ; sans mettre fin au cloisonnement d'entités performantes mais trop souvent isolées, trop souvent enclines à agir pour leur propre compte et à se rejeter la responsabilité d'un dysfonctionnement.

Il s'agit donc de repenser notre système, dans une perspective de santé durable et solidaire. »

C'était la condamnation d'un système qui fonctionne « en silos », qui satisfait chacun dans son coin, au détriment d'un harmonieux fonctionnement global. Ce discours n'a pas pris une ride en 2021.

2°/ Il faut cesser de séparer les responsables des dépenses de ceux des recettes.

La ministre disait : « La base de ce système, ce sont les agences régionales de santé (les ARS) conçues pour unir nos forces au lieu de les disperser. [...] On a trop longtemps [...] séparé l'organisation des soins de leur financement. [...] Il faut cesser de croire que l'organisateur peut organiser sans se préoccuper du financement et des éventuels déficits, et que le financeur peut financer sans penser à l'organisation et aux territoires.

Le résultat, nous le connaissons tous : il est catastrophique ! »

3°/ Sont ensuite valorisées les coopérations locales.

« Pour améliorer l'accès de nos concitoyens à des soins de qualité, les coopérations entre professionnels au plan local doivent être renforcées. Les défis sociaux, économiques et démographiques qui se présentent à nous imposent de faire évoluer les pratiques et d'instaurer des modes de prise en charge différents.

Je suis attachée à ce que ces coopérations soient mises en œuvre sur le terrain, entre les professionnels de santé volontaires qui y trouvent un intérêt pour mieux prendre en charge leurs patients. De fait, ces pratiques correspondent aux aspirations des jeunes médecins. Le modèle du médecin isolé est révolu. Les maisons de santé ou pôles de santé ont largement fait leurs preuves. »

L'accent est alors mis sur des coopérations dans des bassins de vie.

4°/ Les parcours de soins sont, une fois encore, évoqués.

« Mieux adapter l'hôpital, disait la ministre, c'est aussi mieux prendre en charge l'évolution des parcours de soins. Les soins et hospitalisations à domicile se développent et la population âgée en maisons de retraite et en établissements d'hébergement pour personnes âgées dépendantes (EHPAD) est de plus en plus nombreuse.

Il est donc impératif de faciliter les transferts par un décloisonnement de notre système de santé. J'entends renforcer le dialogue entre l'hôpital, le secteur ambulatoire et le secteur médico-social. Une meilleure continuité des soins sera ainsi assurée »

L'accent est ainsi mis, complémentairement aux coopérations territoriales, sur des collaborations le long de « chaînes » médicales.

2. L'accueil fait au projet de réformes.

Il faut rappeler les conditions dans lesquelles ce texte a été débattu.

Le projet mettait à mal le flou décisionnel dans les hôpitaux, ce qu'avait ainsi exprimé le Président Sarkozy, le 17 avril 2008, en ces termes : « Aujourd'hui, à l'hôpital, c'est simple, tout le monde a son mot à dire pour dire non et personne n'a assez de force pour dire oui [...] Il faut bien qu'il y ait quelqu'un dont c'est le métier à plein temps d'assumer ses responsabilités de direction d'un hôpital. »

D'imposantes manifestations de médecins, entraînant à leur suite d'autres personnels soignants (il y eut jusqu'à 15 000 personnes dans les rues de Paris), ainsi que des grèves dans des services, pour « défendre l'hôpital » ont tenté de faire abandonner le projet ou, du moins, de l'infléchir.

A contrario, ce projet reçut quelques soutiens tels celui de Claude Evin (qui défendait la création des ARS pour « coordonner, animer et impulser le système de santé ».), mais aussi celui des personnels réunis dans le Collectif inter-associatif sur la santé. Ce « collectif » critiquait les médecins qui déploraient des limitations à leur liberté thérapeutique et il approuvait la perspective d'une meilleure régulation du système de soins, disant : « Les ennemis de la liberté ne sont pas ceux qui veulent un peu plus d'organisation, mais du côté de ceux qui n'en veulent pas et préfèrent laisser le système filer au détriment de tous ceux qui en attendent du secours face à la maladie. »

C'est donc malgré une vive opposition des corps de soignants hospitaliers que cette loi, qui entendait mettre fin à une absence claire de direction dans les hôpitaux, mais qui avait d'autres ambitions, a été votée.

3. La loi du 21 juillet 2009.

C'est en raison de son nom en forme d'habit d'Arlequin que cette loi est restée dans l'histoire sous le nom de « loi HPST » ; c'est la dernière grande loi focalisée sur l'hôpital.

Bien que le débat parlementaire ait fait passer le texte de 33 à 135 articles, ceci n'a pas modifié les axes principaux de ce qui est devenu la loi n° 2009-879. Ses principales dispositions sont :

1°/ de donner une fonction majeure au directeur d'hôpital, évidemment en concertation avec le corps médical mais sans s'y soumettre, pour diriger l'établissement ;
2°/ de définir les modalités d'une coordination entre tous les établissements d'hospitalisation (hôpitaux publics, privés sans but lucratif et à but lucratif) à des niveaux régionaux. Sont ainsi enfin considérées, dans leur ensemble, les capacités hospitalières quel que soit leur statut ;
3°/ d'assurer l'organisation de cette coordination régionale entre établissements de soins mais aussi sociaux et médico-sociaux, par de nouveaux services décentralisés du ministère de la santé appelés Agences régionales de santé (ARS). Ces ARS devaient organiser la carte sanitaire en tenant le plus grand compte des objectifs financiers de l'Assurance maladie ; leur mission se

trouve donc être tant technique que financière, pour enfin « tenir les deux bouts » si fréquemment dissociés.
4°/ de définir la permanence des soins qui, depuis l'abandon en 2003 de l'obligation d'assurer cette permanence, repose sur le volontariat organisé des médecins, une « régulation » téléphonique s'exerçant « sur l'ensemble du territoire, par un numéro de téléphone national. ».

Permanence des soins et numéro de téléphone unique pour la régulation téléphonique, voilà des concepts majeurs pour l'organisation d'un « véritable système de santé », dont on n'a pas fini de parler.
5°/ de prévoir une mise en œuvre technique et financière de la télémédecine ; c'est la première fois que son importance est affirmée.
6°/ et enfin d' « enrichir» le domaine de la prévention par un certain nombre de dispositions, parmi lesquelles on note tout particulièrement qu'une éducation thérapeutique des patients doit s'inscrire dans les parcours de soins. Ainsi « la prévention de l'obésité et du surpoids est une priorité de la politique de santé publique »

Si la réforme de la gestion de l'hôpital public a été réalisée, elle a toujours été contestée par bien des patrons mais aussi par nombre de soignants. C'est que la réforme a été accompagnée d'un relatif freinage des dépenses de la partie de l'ONDAM (qui, globalement, n'ont toutefois pas cessé de progresser) qui concernait les hôpitaux, alors que faute d'organisation des autres secteurs, en particulier de la médecine de ville, ces dépenses croissaient plus vite. Et, en même temps, cette inadaptation de la médecine de ville, conduisait de plus en plus de gens à se diriger vers les hôpitaux.

Progressivement ont été menées des opérations concernant la taille et les domaines d'activité d'un certain nombre d'hôpitaux, avec une diminution notable des lits disponibles.

On appréciera plus loin un phénomène particulièrement net en France : la grande distance qui sépare les intentions (même lorsqu'elles ont été transformées en ce qui semble être des décisions par un vote du Parlement) de leur mise en œuvre. Une bonne partie des dispositions de cette loi n'ont guère été suivies de réalisations et l'on n'a pas vu se construire un « véritable système de soins ». L'une des causes en a été l'absence d'organisation, sur tout le territoire, d'une permanence des soins, qui « perturbe » profondément l'ensemble du système de santé.

Chapitre 8. 2013 : « Engager une réforme structurelle de notre système de santé ».

Le Premier ministre Jean-Marc Ayrault, dans un discours prononcé à Grenoble, le 8 février 2013, ayant pour titre « une stratégie nationale de santé », annonçait une « loi de santé publique » pour 2014. Celle-ci devait aborder et traiter les multiples points abordés dans ce discours :

1. Le discours.

Ses principaux axes ont été les suivants.

1°/ Mettre au ban les inégalités de santé.

« Que voyons-nous aujourd'hui ? Des inégalités, de plus en plus criantes, dans l'état de santé de nos concitoyens et leur accès aux soins […] Demain, si nous ne faisons rien, nous risquons de voir une médecine à deux vitesses : une offre pointue et complète pour ceux qui auront les moyens de payer, et le service minimum pour tous les autres. »

2°/ Organiser des « parcours de soins ».

« Il faut cesser de concevoir la médecine comme une succession d'actes ponctuels et créer ce que nous appelons une médecine de parcours, une médecine de parcours qui repose sur la coopération des professionnels, de tous les professionnels et l'implication aussi des patients.

Concrètement, mettre en place une médecine de parcours et organiser le parcours de soins, cela signifie que ce n'est pas au patient de coordonner lui-même la série d'actes ou d'interventions dont il a besoin. Cela signifie que les professionnels de premier recours articulent leurs interventions et qu'ils se communiquent des informations nécessaires à la continuité des soins. Cela signifie que quand le patient doit être hospitalisé, on privilégie les entrées programmées dans les services hospitaliers et non pas le passage systématique par les urgences et que les informations sur son état, ses traitements l'accompagnent à son entrée et à sa sortie d'hôpital. Cela signifie que quand il doit bénéficier d'une prise en charge médico-sociale ou d'un service d'aide à domicile, après un séjour à l'hôpital, ces services soient déclenchés rapidement, sans interruption de la prise en charge

Vous me direz que tout ça a l'air évident [...] Ce n'est pas le cas systématiquement, loin de là.

Donc, il y a d'énormes progrès à faire. Et à cette fin, les moyens des agences régionales de santé chargées d'organiser l'offre sanitaire au niveau territorial doivent être renforcés »

3°/ « Poursuivre nos efforts contre les déserts médicaux. »

4°/ S'occuper enfin de la « prévention », au sens large. « La politique sanitaire ne se résume pas à l'offre de soins, même si c'est l'essentiel. L'état de santé d'une population dépend aussi de la prévention des maladies et de l'éducation à la santé. [...] On ne cesse de le répéter, il est temps, il est urgent d'agir. Eh bien, il faut rouvrir le dossier. »

5°/ Rétablir l'équilibre des comptes de l'Assurance maladie. « Nous sommes déterminés à assurer le retour à l'équilibre des comptes de l'assurance maladie. [...] Il est indispensable de dépenser mieux. On le dit tout le temps mais il faut y travailler davantage. Des marges de progrès existent. Nous connaissons tous des exemples de soins inutiles ou inadéquats. Nous connaissons tous aussi parfois des médicaments prescrits ou consommés à mauvais escient. C'est une réalité. Eh bien, il faut l'affronter. »

Le Premier ministre a émaillé son discours par ces formules qui soulignent un long immobilisme : cela est évident, on le dit tout le temps et on ne cesse de le répéter...

Mais quand Jean-Pierre Raffarin, lui aussi, avait, le 29 juin 2004, présenté un projet très proche de ce que déclarait maintenant Jean-Marc Ayrault, celui-ci, s'était alors exclamé : « Injuste et inefficace sont les deux mots qui caractérisent votre projet ! ».

Ces jeux politiciens permettent à tous les tenants de l'immobilisme, de remporter leur permanente victoire.

2. Le « rapport Cordier ».

Jean-Marc Ayrault finissait son allocution en disant : « Il faut aussi, ça va bien au-delà, réorganiser notre système de santé », en s'appuyant sur un « Comité des sages » composé de personnalités du monde de la santé et de la recherche, coordonné par Alain Cordier, un inspecteur général des finances. Ce Comité fit 19 recommandations sous le titre « Un projet global pour la stratégie nationale de santé ».

Une fois encore on trouve dans ce Rapport de juin 2013 tous les objectifs bien connus depuis tant d'années et auxquels il n'a jamais été satisfait, tels que :

favoriser la constitution d'équipes de santé primaire ;

garantir, pour les maladies chroniques, une coordination des professionnels de santé, sous la responsabilité du médecin traitant ;

créer un service public d'information pour la santé ;

organiser la place de l'hôpital dans chaque territoire de santé ;

aider à la transmission d'informations entre professionnels de santé ;

développer la télémédecine à bon escient ;

mieux garantir la pertinence des organisations et des actes ;

réformer les modalités de rémunération et de tarification, en fonction des situations ;

repenser la formation pour répondre aux nouveaux enjeux ;

œuvrer au développement de nouvelles fonctions et de nouveaux métiers de santé ;

réorganiser le pilotage national.

Le Rapport insistait en outre sur le nécessaire équilibre, sans endettement de l'Assurance maladie : « Nous sommes enclins à considérer qu'un système de santé idéal instituerait une couverture automatique des dépenses par des recettes, de telle sorte que le système ne puisse pas être en déficit. » Et il évoquait la nécessité de mesures énergiques pour réorganiser les flux de dépenses de santé.

D'autres remarques étaient plus nouvelles. Un développement entier insistait sur le fait que pour garantir la mise en œuvre des recommandations proposées par la « Stratégie nationale de santé » à venir :

il faudrait absolument faire naître la confiance grâce à une multiplication des temps de rencontre avec les associations d'usagers, les professionnels de santé et des élus pour obtenir une : « compréhension partagée [...] pour sortir d'impasses de plus en plus marquées et de situations insupportables. »

il faudrait organiser systématiquement ces échanges grâce à une équipe qui lui soit dédiée à plein temps.

Puis l'exercice se délita.

Le 23 septembre 2013, une « Stratégie nationale de santé ; feuille de route » consacra 29 pages à développer une fois encore, en 3 axes et 35 subdivisions, d'une façon désespérément administrative, tous les thèmes moulte fois rabâchés. Il y eut ensuite des débats dans le pays, puis la montagne accoucha du projet de loi dont il sera question au chapitre suivant.

Ce ne fut pas le seul exemple d'exercices qui, après avoir mobilisé de nombreux spécialistes, n'ont débouché sur rien d'appréciable ; ce fut encore une fois un exercice d'affichage.

Chapitre 9. 2016 : « Moderniser notre système sanitaire ».

Avec un an de retard par rapport à ses annonces, le gouvernement a préparé un projet de loi « de modernisation de notre système de santé ». L'exposé des motifs » indique que « le projet procède d'une vision globale et innovante du système de santé qui a atteint un degré de complexité préjudiciable aux patients et aux professionnels de santé eux-mêmes ».

Les 57 articles du projet abordaient de nombreux sujets touchant à divers aspects du système de soins et renvoyaient souvent à des Ordonnances pour développer les dispositions annoncées, sans cependant qu'une vision « globale » apparaisse très clairement.

1. Les déclarations gouvernementales.

Ce fut une période marquée par des manifestations :

d'une part, de médecins contre le projet de généralisation du tiers payant par l'Assurance maladie, car ils craignaient que des consultations ne leur soient pas payées en raison de difficultés techniques,

et, d'autre part, d'élus de droite, contre la création, pourtant seulement à titre expérimental, de salles de consommation de drogues, pourtant médicalement contrôlées.

C'est le 31 mars 2015 que Marisol Touraine, ministre des affaires sociales, de la santé et des droits des femmes, conjointement avec plusieurs présidents de Commissions, a présenté le projet de loi à l'Assemblée nationale. Quels en étaient les axes principaux ?

1°/ La ministre, instruisant le procès du passé, en quelques phrases, évoquait :

d'une part concernant les inégalités de santé : :« Les maladies chroniques se sont développées, appelant une réorganisation de la prise en charge. Les personnes diabétiques sont par exemple deux fois plus nombreuses aujourd'hui qu'elles ne l'étaient en

2002 Les inégalités de santé se sont de nouveau creusées depuis le début des années 2000. Il y avait en 2002, dans les familles ouvrières quatre fois plus d'enfants obèses que dans les familles de cadres. Il y en a aujourd'hui dix fois plus. »

d'autre part , « qu'un nouveau terme a fait son apparition dans le vocabulaire de la santé : celui de désert médical ». Elle découvrait ainsi une réalité déjà ancienne

D'où sa conclusion : « Pendant ces dix années, quelles ont été les réponses apportées à ces défis, Quelles initiatives ont donc été prises pour renforcer la prévention, garantir une présence médicale dans tous nos territoires ? Ces dix années ont été dix années d'occasions manquées. C'est pour l'égalité entre les territoires que j'ai mis en place, dès la fin de l'année 2012, le pacte territoire-santé, qui va nous permettre de franchir cette année le cap des 800 maisons de santé ouvertes et des 600 nouveaux jeunes médecins installés dans des zones sous-dotées. »

Mais, en même temps, elle réaffirma : « Les grands principes de notre médecine, plurielle, libérale ; ne sont pas et ne seront pas remis en cause. La liberté d'installation des médecins, mais aussi la liberté de choix du médecin par le patient, ne seront pas menacées. »

Voilà la recette pour dire qu'on change, sans rien changer.

Pour la ministre, la modernisation du système de santé devait s'effectuer sur 3 axes :

1°/ Le renforcement de la prévention, dans plusieurs domaines :

réduire le tabagisme

améliorer l'alimentation : « Nous créons avec cette loi, dit-elle, un étiquetage nutritionnel clair, lisible et partagé, qui permettra aux consommateurs de mieux s'informer pour mieux choisir.

encadrer l'usage des drogues pour éviter trop de drames induits ;

créer un parcours éducatif en santé, de la maternelle au lycée.

2°/ Le renforcement des soins de proximité autour du médecin traitant et d'équipes de soins primaires.

Elle expliquait : « Notre système, depuis des décennies, est trop centré sur l'hôpital. Cette organisation répondait à une exigence, la réalité des pathologies à prendre en compte il y a encore quelques années. Mais nous devons désormais accompagner des pathologies chroniques, des patients qui sont malades dans la durée. Nous devons donc organiser notre système autour d'une médecine de proximité, coordonnée par le médecin traitant », en équipes de soins primaires et même en « communautés professionnelles territoriales », l'hôpital constituant un recours pour situations plus lourdes.

Tout ceci était bien connu et avait déjà été débattu depuis tant d'années, sans que quoi que ce soit bouge.

Ont aussi été évoqués des « groupements hospitaliers de territoires », des « équipes de soins » et des « conseils territoriaux de santé ».

3°/ Le renforcement des droits des patients, notamment grâce à la généralisation du « tiers payant ».

Evoquant l'opposition à cette avancée sociale, la ministre disait : « Je le sais bien, les médecins disent trop souvent rencontrer des dysfonctionnements lorsqu'ils mettent en œuvre le tiers payant aujourd'hui. [...] Le dispositif technique qui sera mis en place est un dispositif nouveau. [...] Au-delà de ces préoccupations techniques, auxquelles je suis sensible, les arguments d'une partie de l'opposition pour rejeter cette mesure sont souvent idéologiques et bien loin de ce que vivent les Français au quotidien. » Le système n'était donc pas prêt à fonctionner correctement, ce qui a prêté le flanc, à une opposition fortement idéologique.

2. La loi de « modernisation de notre système de santé ».

Le débat parlementaire a abouti à un texte de loi de 227 articles.

Le premier article de la loi n°2016-41 du 26 janvier 2016 constitue une vibrante déclaration d'intentions sous le titre « rassembler les acteurs de la santé autour d'une stratégie partagée ». Il crée une Union nationale des associations agréées d'usagers du système de santé, chargée de donner des avis aux Pouvoirs publics sur la politique de santé, prétendant déboucher sur une véritable « démocratie en santé ». L'Union n'a pas dépassé sa réunion constitutive de 2017, le domaine étant, simplement, occupé par France Assos Santé.

Sur le plan de la prévention, si un article, imposé par une forte majorité de députés contre la volonté du gouvernement, va jusqu'à affaiblir les dispositions antialcooliques de la « loi Evin », un certain nombre de dispositions de santé publique sont importantes :

dans la politique anti-tabagisme (le « paquet neutre », qui a été si difficile à faire voter) ;

dans l'encadrement des usages de drogues (la création du concept de « salle de shoot », résultat d'un combat homérique de la ministre) ;

dans la possibilité d'améliorer l'équilibre nutritionnel grâce enfin à un étiquetage des denrées alimentaires, ce qui est devenu le « nutri-score » ;

dans la protection contre les maladies de peau, avec les limitations apportées à l'utilisation des appareils de bronzage.

De même, est porteuse de progrès en santé la disposition qui prévoit que peuvent être prescrites des activités physiques, même si ses conditions ont été envoyées à un décret.

Avancée sociale importante, la loi généralise le « tiers payant » pour faciliter l'accès aux soins de bien des gens.

La loi enrichit aussi, potentiellement, de nombreux domaines par de nouvelles annonces, par exemple :

créer des « communautés territoriales professionnelles de santé » , visant à joindre les domaines si éloignés que sont : les soins, le médico-social et le social ;

créer un « système national de données de santé » (novation si longtemps attendue) mais enserré dans un corset de contraintes réductrices.

Mais nous verrons que, dans ces domaines (comme dans bien d'autres), il ne suffit pas d'afficher des intentions pour avoir la volonté de les transformer en réalisations.

D'autres « réaffirmations » ont une fois encore été faites :

sur l'existence d'un numéro téléphonique unique pour l'accès à des soins d'urgence ;

sur les moyens de « renforcer l'alignement stratégique entre l'Etat et l'Assurance maladie » .

Beaucoup de dispositions, pour entrer en vigueur, sont soumises à des textes d'application, à des financements et à une volonté politique qui est essentielle pour transformer une « bonne intention » en véritable politique ; elles affichent donc des « lignes d'espoir » dont l'avenir demeure cependant incertain.

On peut notamment citer à ce titre :

la réaffirmation de la nécessaire promotion de la santé maternelle, infantile et scolaire ;

l'annonce de rapports à venir sur les perturbateurs endocriniens et sur les nanomatériaux, censés déboucher sur des politiques de santé publique ;

l'annonce de nombreuses « améliorations » pour que fonctionnent enfin les « parcours de santé » ;

des dispositions contre les ruptures d'approvisionnement de médicaments ;

l'annonce de « pratiques avancées » pour des infirmiers, ce qui peut permettre d'alléger les tâches des médecins et, donc, de leur permettre de consacrer plus de temps à leur « cœur de métier » ;

Bien des mesures ne constituent que des annonces, faisant de cette loi bavarde, un monument (par sa grosseur) inférieur aux avancées envisagées. Elle proclame, évoque, préconise, incite beaucoup mais décide assez peu et n'engage pas de moyens financiers ni du budget de l'Etat ni de l'Assurance maladie, pour avoir les moyens de réaliser les restructurations qu'elle annonce.

En outre, une fois encore, rien ne permet de surmonter les réticences ou les refus, explicites ou implicites des professionnels de soins, aux dispositions dont ils ne veulent pas

Conclusion. La parole publique dévalorisée.

Le parcours de ces nombreux débats, de ces nombreux et longs textes, stupéfie par l'aptitude à répéter des diagnostics et à affirmer la volonté de régler les graves problèmes du système de santé français, à chaque fois comme si tout était à recommencer « pour de bon ».

L'une des causes majeures, c'est que, dans ce domaine comme dans d'autres, la scène politique est occupée par des acteurs avant tout animés non pas par la volonté de chercher le plus large dénominateur commun possible, ce qui devrait être l'objectif d'une démocratie, mais de faire des proclamations qui sont censées prouver la « volonté » d'une majorité (tout à fait temporaire), contre une « opposition », quelle qu'elle soit qui, comme son nom l'indique, vise à prouver que les propositions de la majorité sont mauvaises.

Cette dramatique situation, qui affaiblit considérablement la possibilité de faire des réformes dans des domaines où elles sont massivement nécessaires en même temps que refusées, faute d'une pédagogie et d'une écoute bienveillante, s'exprime, à l'Assemblée nationale, de deux façons :

1°/ d'une part, alors qu'une véritable politique de santé exige des efforts dans la durée et n'a pas besoin de textes législatifs « en jet continu », il n'en est rien. Tout gouvernement se sent obligé d'afficher sa « détermination » en faisant voter des mesures, à l'occasion desquelles il expose une sorte de programme qu'il estime devoir être exposé pour être « présentable »

Or, bien des rapports de forces ne s'expriment pas au Parlement, mais par d'autres voies que des textes législatifs ou réglementaires. Les négociations constantes entre l'Assurance maladie et les professionnels de soins, échappent généralement à la vigilance des journalistes et à l'opinion publique, alors qu'elles sont, en plus, déterminantes pour « enterrer » ce que les professionnels ne veulent pas, ou pour obtenir ce à quoi ils sont attachés. Elles ont leur large part pour façonner le visage de la médecine de ville et pour expliquer le quasi immobilisme des structures médicales au cours de ces dernières décennies.

2°/ d'autre part, tout exposé programmatique à l'Assemblée nationale suscite, aussitôt, de la part de « l'opposition », un rejet catégorique sous la forme d'une « motion de rejet préalable » dont le but est de discréditer les gouvernants. Ce jeu de massacre continu depuis des dizaines d'années (dans ce domaine comme dans tant d'autres) a pour conséquences de discréditer les élus, de toutes tendances, puisqu'ils s'y adonnent presque tous, et de disqualifier la démocratie elle-même, puisque la vie d'une démocratie, si on y est réellement attaché, consiste à rechercher des compromis entre les secteurs les plus larges possibles de l'opinion au lieu de rejeter ceux qui n'exercent pas (temporairement) la lourde charge du « pouvoir ».

Que ce soit à l'occasion de lois visant à mettre fin aux déficits des comptes de la Sécurité sociale, à celles visant à réformer le « système de santé » ou à tel ou tel de ses composantes (hospitalisation, planification des systèmes de soins, organisation de la médecine des villes et des campagnes, services médico-sociaux, formes diverses de la prévention, équilibre financier de la Sécurité sociale, donc de l'Assurance maladie…) des diagnostics assez largement similaires ont été faits par des Gouvernements d'orientations différentes. Et par la kirielle de Hauts Conseils dont la France est dotée (HCAAM, HCSP, HAS), dont la large composition aboutit à des conclusions qui sont souvent unanimement partagées, relatif gage de leur pertinence. Tous ces diagnostics, au moment de leur énoncé, ont souvent fait l'objet de dénigrements sans beaucoup de nuances par l'opposition du moment qui, lorsqu'elle arrivait «au pouvoir », articulait des diagnostics voisins sinon même, sur bien des points, identiques.

L'immobilisme, qui caractérise la situation sanitaire française depuis des décennies, s'explique par le fait que les intérêts de toutes sortes (différentes professions participant aux soins, gestionnaires et propriétaires de structures de soins, professionnels de la chaîne du médicament…) s'engouffrent dans les divisions politiques pour éviter les mesures dont ils ne veulent pas.

Seconde partie. La Santé publique, la prévention, éternelles sacrifiées.

La prévention peut être médicale, par exemple les vaccinations ou les campagnes de détection de cancers. Ce n'est qu'en 2018 que le gouvernement a eu le courage de rendre obligatoires 11 vaccinations infantiles, outils de santé publique que tous les précédents gouvernements avaient laissé décliner.

La prévention est aussi largement non médicale ; il s'agit alors de mesures pouvant concerner toute ou une large part de la population : des mesures « populationnelles » elles aussi de « santé publique ». C'est largement à elles que nous allons consacrer cette partie .

Il est utile de rappeler quelques phrases martiales qui, depuis 30 ans, ont émaillé l'histoire de la « santé » française.

1990. Claude Evin, ministre de la solidarité, de la santé et de la protection sociale, présentant à l'Assemblée nationale, le 25 juin 1990 le projet de loi relatif à la lutte contre le tabagisme et à la lutte contre l'alcoolisme, déclarait : « Les politiques de santé ont trop souvent mis l'accent sur la qualité des systèmes de soins sans insister suffisamment sur la nécessité de la prévention. Eviter d'altérer la santé est un impératif qui, pour n'être pas nouveau, n'a pas pour autant été toujours identifié comme une priorité. »

1996. Relevant les inégalités territoriales de santé, la mortalité prématurée plus élevée en France que dans des pays comparables, l'ampleur de la mortalité due aux accidents domestiques, aux accidents de la route ainsi que celle liée à la consommation élevée de tabac et de boissons alcoolisées, sorte d' « exception française », le Haut Conseil de la Santé Publique avait souligné qu' « il ne suffit pas de consacrer des moyens toujours plus importants aux services de soins pour promouvoir la santé d'une population. Il faut aussi, par la prévention, améliorer les conditions de vie et de travail, préserver l'environnement et prendre des mesures juridiques et économiques protectrices de la santé. »

2001. Bernard Kouchner, ministre délégué à la santé, présentant à l'Assemblée nationale, le 2 octobre, le projet de loi relatif aux droits des malades et à la qualité du système de santé, déclarait : « Le texte pose, pour la première fois, les bases d'une politique de prévention globale et cohérente. Ces dispositions essentielles sont attendues depuis des dizaines d'années, depuis la création d'une assurance maladie organisée autour des soins. Le projet de loi prévoit ainsi l'organisation et le financement de la prévention. »

2002. André Aschiéri, présentant à l'Assemblée nationale, le 25 avril, une proposition de loi (donc d'origine parlementaire) tendant à la création d'une Agence française de sécurité sanitaire environnementale, déclare : « Peu à peu, la France est en train de reconstruire une véritable politique de santé publique. Je dis bien reconstruire car elle a été abandonnée. »

2003. Jean-François Mattéi, ministre de la santé, de la famille et des personnes âgées, présentant à l'Assemblée nationale, le 2 octobre, le projet de loi relatif à la politique de santé publique, déclarait : « La première [faiblesse structurelle profonde dont souffre notre système de santé] tient au délaissement de la prévention. La politique de santé publique, d'abord consacrée à la prévention, a basculé presque entièrement, depuis un demi-siècle vers la médecine curative. »

2009. Roselyne Bachelot-Narquin, ministre de la santé, présentant à l'Assemblée nationale le projet de loi portant réforme de l'hôpital et relatif aux patients, à la santé et aux territoires, déclarait, le 10 février : « Il s'agit là d'un ensemble de mesures cohérentes, répondant aux exigences d'une politique de prévention ambitieuse. »

2013 Jean-Marc Ayrault, Premier ministre, dans un discours annonçant une « stratégie nationale de santé » le 8 février 2013 déclarait : « La politique sanitaire ne se résume pas à l'offre de soins, même si c'est l'essentiel. L'Etat de santé d'une population dépend aussi de la prévention des maladies et de l'éducation à la santé. Or la France ne consacre que 2 % de ses dépenses de santé à la prévention. On ne cesse de le répéter, il est temps, il est urgent d'agir. Eh bien, il faut rouvrir ce dossier. »

2013. Marisol Touraine, ministre des affaires sociales et de la santé présenta, le 23 septembre, cette « Stratégie nationale de santé », qui indique, en introduction : « Il est aujourd'hui indispensable de refonder en profondeur notre système de santé, performant mais inéquitable : pour améliorer l'état de santé des Français : fixer de grandes priorités de santé publique, investir le champ de la promotion de la santé et de la prévention et développer une action volontariste dans l'éducation à la santé dès l'école. » Et le premier des trois Titres de « ce qu'il faut retenir » de cette stratégie, s'intitule : « Faire le choix de la prévention et agir tôt et fortement sur tout ce qui a une influence sur notre santé. »

2017. Un avis adopté à l'unanimité le 28 juin par le Haut Conseil pour l'Avenir de l'Assurance Maladie, s'intitule : « Refonder les politiques de prévention et de promotion de la santé ». Il a précédé de peu, puisqu'il l'a préparée, l'annonce d'Agnès Buzyn, ministre des solidarités et de la santé qui, lançant les travaux d'élaboration de la « Stratégie nationale de santé 2018 2022 », déclarait, le 18 septembre 2017 : « La Stratégie nationale de santé met le cap sur la prévention. »

2018. Emmanuel Macron, Président de la République, dans son discours fondateur sur « la transformation du système de santé » déclare « Notre système [de santé] prévient mal et le constat est aujourd'hui établi. En France, on soigne bien, mais on n'est pas forcément en meilleure santé que chez nos voisins, parce qu'on prévient moins bien, que chez nombre de nos voisins, en particulier européens. »

Cette longue liste de 30 années de déplorations et de faux redémarrages, toujours formulés aux plus hauts niveaux de l'Etat, quelle que soit la couleur politique de la majorité « aux affaires », signe l'hypocrisie générale (à moins que ce soit l'impuissance tout aussi fondamentale), de gouvernements bien décidés, (à moins que ce soit bien obligés), de ne pas donner de suite significative à leurs constats.

Dans ses profondeurs « culturelles », la Société française est rétive à la « prévention » qui implique d'accepter, et parfois de s'imposer des contraintes et même des privations dans l'immédiat, pour des profits ressentis comme lointains et hypothétiques. On peut illustrer ce « trait de caractère » par deux exemples :
1°/ l'obstination d'une fort importante fraction de la population à s'opposer aux vaccinations, ce qui traduit autant l'absence de confiance individuelle dans ce qui sont pourtant des certitudes scientifiques, qu'un profond égoïsme, puisqu'elle veut ignorer l'intérêt collectif des vaccinations.
2°/ et le triste épisode de la tentative faite en 2019, pour réduire à 80 kilomètres par heure la vitesse maximum sur certaines routes, qui a fait l'objet d'un fort rejet malgré toutes les preuves de son aptitude à réduire le nombre des morts et des blessés.

Tout, dans les « structures » françaises, fait obstacle à la prise de conscience qui est indispensable pour opérer un changement notable :

1°/ L'existence de l'Assurance maladie, qui prend en charge tout ou partie de dépenses de soins en cas de maladie, comme son nom l'exprime, n'est pas une institution de prévoyance-santé, même si les gouvernements l'ont progressivement forcée à prendre en charge quelques dépenses non curatives pour se substituer à un « budget santé » de l'Etat étique. Malgré son rôle éminemment positif dans notre Société, elle véhicule, involontairement mais certainement, l'idée que la maladie mérite plus de considération que la prévention.

2°/ La médecine française, alors que les médecins ne sont à peu près pas formés à la prévention pendant leurs études, intervient presque uniquement en mode curatif. Bien qu'une rémunération incite les médecins, depuis quelques années, à un travail de prévention, la rémunération sur objectifs de santé publique (la ROSP) dont il sera question au chapitre 21, ils ne sont, dans la plupart des cas, guère tournés vers la prévention et l'éducation thérapeutique et ne prennent souvent pas le temps de le faire pendant des consultations que certains multiplient pour gagner leur vie.

Le « soin », tout ce qu'il comporte et implique, est source de revenu pour les personnes physiques et morales (professions libérales, salariés, entreprises) qui redoutent, même si elles ne se le disent pas clairement, que toute avancée de la prévention ne réduise leurs revenus.

3°/ La population est invitée à penser que les « soins » et leurs accessoires, réparateurs, n'ont pas à être rationnalisés car cela réduirait la liberté de choix et ils ne soutiennent pas les quelques tentatives de rationalisation qu'ils sont invités à entendre comme de scandaleux rationnements.

Ainsi, exemple parmi tant d'autres mais récent, la « révolte » des ambulanciers, au début de 2019, contre la tentative d'organiser les transports en ambulances et véhicules médicalisés, dont la charge financière s'envole depuis quelques années. Cette « bronca » victorieuse soutenue, au moins passivement par les patients, d'autant plus que, directement, ils ne payent rien et qu'on leur a expliqué qu'ils ont « droit » à refuser tout co-voiturage, est un exemple de ce que tout fait obstacle à une réorganisation des dépenses de soins.

4°/ Les « producteurs » s'opposent, majoritairement et de longue date, à prendre en compte les préoccupations de prévention et provoquent, dans l'opinion, une large adhésion, au moins tacite, lorsqu'ils agitent des risques pour l'emploi, dès que des menaces sur la santé sont évoquées à propos de leurs activités ou de leurs productions, et qu'il faudrait les modifier. La mondialisation et sa conséquence, la guerre de tous contre tous provoquée par la généralisation de la compétitivité, en est parfois l'excuse mais souvent la raison.

Quand ils ne parviennent pas à fausser les résultats de conclusions scientifiques qui démontrent le caractère nuisible, sur la santé, de produits, ils ont toujours (sauf les cas où ce sont des défauts de fabrication justifiant des retraits des marchés pour des raisons de toxicité immédiate), obtenu des arbitrages des

Pouvoirs publics défavorables aux mises en garde des citoyens ou à la prise de mesures de protection sanitaires. La longue histoire européenne du glyphosate, suffit à illustrer ce propos, dont on trouve de nombreux autres exemples.

5°/ Bouclant la boucle, les « politiques » n'osent pas se présenter à des élections en proposant des mesures impopulaires.

Ainsi, l'examen des programmes des candidats à l'élection présidentielle de 2017 montre une grande frilosité (variable cependant entre les candidats et les sujets) à l'égard des mesures de santé publique dont on connait cependant l'intérêt collectif. Un certain nombre d'entre eux n'étaient guère favorables ni à l'augmentation des taxes sur les boissons alcoolisées pour en faire baisser la consommation, cette mesure devant s'accompagner d'une réglementation drastique sur la publicité , ni à la réduction de la vitesse sur les routes sans séparation médiane alors qu'en 2014 et 2015, la mortalité et les blessés avaient vu leur nombre s'accroître, ni sur la taxation sur certains produits de l'agro-industrie en fonction de la qualité nutritionnelle des aliments ; largement rejetée…

On le pressent, la faiblesse des politiques de santé publique a de beaux jours devant elle.

Chapitre 10 Le délitement des politiques publiques de prévention sanitaire précoce.

La France a laissé « s'effriter », depuis des dizaines d'années, quels qu'aient été ses gouvernements, deux services publics qui, profitant à tous, donc aux plus fragiles, avaient été créés pour structurer une « avant-garde » de protection de la santé publique : la « protection maternelle et infantile » et la « médecine scolaire ».

1. Des constats affligeants.

A/. La protection maternelle et infantile (PMI).

Une Ordonnance de 1945 a créé la PMI avec trois types de missions : organiser un suivi des grossesses, dans l'intérêt des mères et des enfants à naître, exercer une surveillance de l'état de santé des petits enfants afin de dépister très tôt les difficultés physiques, psychologiques et sociales et, plus globalement, apporter une aide aux familles. Fut ainsi institué un service public, gratuit pour les familles, de prévention à objectif sanitaire mais aussi social, exercé par des médecins et d'autres professionnels de soins. D'autres missions y ont ensuite été ajoutées.

Cette politique a considérablement amélioré la santé maternelle et infantile, grâce à des démarches collectives d'accompagnement familial et d'éducation à la santé, mission que ne peut pas remplir la médecine libérale qui œuvre au coup par coup.

Pour donner consistance à la décentralisation, la loi du 22 juillet 1983 a transféré aux Conseils départementaux la responsabilité de la PMI. Désormais, 101 services départementaux, qui fonctionnent certes dans le cadre des mêmes textes législatifs et réglementaires, ont remplacé un service unifié. Dès lors, la PMI a dépendu des préférences politiques et des disponibilités financières de chacun des départements, dont on connait la grande diversité sur ces deux plans (les départements où la population pauvre est proportionnellement la plus représentée sont aussi ceux dont les ressources financières sont les plus faibles).

Dans son Rapport public annuel de 2012, la Cour des comptes a fait 3 constats : la couverture du territoire est très inégale ; les citoyens défavorisés et leurs enfants pâtissent de la non-réalisation de la plupart des mesures de protection périnatale ; et « d'autres pays ont continué à progresser et la position de la France s'est fortement dégradée. ».

Elle concluait une analyse fouillée par ces mots sans appel : « Une remobilisation de l'ensemble des acteurs s'impose, au niveau national comme au niveau local, pour améliorer au plus vite nos performances sanitaires dans un domaine généralement considéré comme reflétant le niveau de développement d'un pays. »

Le Conseil économique, social et environnemental (CESE), concluait par ces mots un « avis » adopté à l'unanimité en 2014 : « Seul service public interdisciplinaire décentralisé de prévention et de soin, le rôle de la PMI est essentiel au regard des enjeux de société d'aujourd'hui en matière de santé : lutte contre les inégalités sociales et territoriales et préservation dès le plus jeune âge. Pourtant, elle n'occupe pas aujourd'hui la place qui devrait être la sienne. [...] La pérennité d'une institution originale, pionnière d'un nouveau mode de prise en charge de la population, suppose que tous les points soulevés par le CESE soient débattus et que les réponses soient apportées dans les meilleurs délais. »

Lorsque le CESE se prononce à l'unanimité, c'est qu'il exprime une demande très largement partagée par les différents groupes socio-professionnels du pays.

Selon le rapport, demandé par le gouvernement, que Michèle Peyron, députée, a remis en juin 2019 à Agnès Buzyn, ministre en charge de la santé et à Adrien Taquet, secrétaire d'Etat chargé de la protection de l'enfance, en 2015, dernière année pour laquelle on disposait alors de statistiques, il n'y avait plus que 2300 médecins (dont 1750 Equivalents Temps Plein), 1120 sages-femmes (800 ETP), 4500 puéricultrices (4000 ETP) pour effectuer des consultations, des actes de puériculture et des visites à domicile. Sur le plan financier, « en l'espace d'une décennie, il semble que le budget annuel que notre pays consacre à la PMI ait diminué d'environ 100 millions d'euros », ce qui résulte de choix budgétaires annuels faits, séparément, par plus de 100 décideurs.

B/. Le service de la médecine scolaire.

Initialement dénommé « Service national d'hygiène scolaire et universitaire », créé par une Ordonnance de 1945, le service public de la médecine scolaire a été « balloté », selon les époques, entre les ministères en charge de l'éducation nationale ou de la santé. Au fil des ans, tout comme pour la PMI, ses tâches ont été de plus en plus diversifiées, cependant que ses moyens n'ont pas cessé de régresser.

Le médecin de l'éducation nationale est un « pont » entre le dedans et le dehors des établissements scolaires ; il a la connaissance de multiples aspects de la vie des élèves qui font appel à lui, ce qui lui donne un rôle tout à fait spécifique de prévention et d'orientation précoce vers les soins de tous ordres. Pourtant leur nombre a décru, depuis de nombreuses années et leur répartition géographique est de plus en plus inégale.

Dans un rapport de 2011, il est écrit par la Cour des comptes que : « compte tenu de l'enjeu éducatif, social et sanitaire que constitue la médecine scolaire, le ministre de l'éducation nationale doit se donner les moyens d'un pilotage national de la médecine scolaire [ce qui] constituerait un signe fort pour désigner la médecine scolaire comme une politique à part entière… »

En 2017, l'Académie nationale de médecine a adopté par 70 voix sur 78, un rapport dont « l'objectif est d'attirer l'attention sur la situation alarmante de la médecine scolaire en France, qui met en grande difficulté les actions éducatives fondamentales en matière de prévention pour les enfants et les adolescents.

La prévention des grands fléaux tels que tabagisme, obésité, alcoolisme ou addictions diverses, doit s'établir dès le plus jeune âge.

L'école est un lieu de choix pour la mise en place des actions de dépistage et d'éducation pour la santé. La médecine scolaire constitue pour cela un domaine d'action primordial mais son organisation actuelle est loin d'être satisfaisante. »

Son avis rejoignait ainsi les conclusions d'un rapport du Haut Conseil de la Santé Publique ainsi que de celui du Sénat qui, en 2016, estimait la médecine scolaire « véritablement sinistrée ».

2. Des politiques publiques qui restent à l'abandon.

On ne peut que constater le refus politique constant de redresser la situation de ces deux services publics essentiels au développement d'une politique de prévention et d'éducation à la prévention.

A/ En ce qui concerne la PMI.

Dans la loi du 26 janvier 2016 « de modernisation de notre système de santé » une disposition a été insérée disant que, parmi de nombreux autres éléments, la politique de santé comprend : « l'animation nationale des actions conduites dans le cadre de la protection et de la promotion de la santé maternelle et infantile. » Un « Comité technique » s'est réuni une fois puis tout s'est à nouveau « endormi ». Signalons que les moyens financiers affectés à la PMI ont diminué de 4% entre 2013 et 2017.

Toujours des mots !

En 2019, le Rapport de Michèle Peyron sur la PMI indique que progressivement, les publics les plus vulnérables, faute de pouvoir accéder à une autre possibilité de se soigner, sont devenus les usagers principaux de la PMI, là où elle existe encore, sans laquelle ils n'auraient pas accès à une offre minimale de soins. Il relève l'alourdissement des missions qui lui sont dévolues alors même que ses moyens diminuent. Il signale notamment que 20 à 30 % des effectifs de PMI sont consacrés aux missions relatives aux modes de garde (agrément des assistantes maternelles, contrôle et suivi des professionnelles agréées, instruction des projets d'ouverture d'établissements d'accueil du jeune enfant et suivi des structures ouvertes), missions éminemment utiles, le reste du temps seulement étant consacré à « l'activité sanitaire en direction des publics fragiles ».

Ce Rapport, une fois encore, donne les voies d'un « rebond » de ce service public, en 20 propositions. Rien ne peut se faire sans une action sur le recrutement du personnel, ce que tous les Rapports répètent depuis des dizaines d'années, même si tout ne se ramène pas à des crédits plus abondants : « il faut agir sur la reconnaissance de ces métiers, y compris en jouant sur les salaires et inciter les étudiants en médecine à faire de la PMI. »

Au printemps 2021, le « plan PMI 2019 2022 » est toujours…en plan.

B/ En ce qui concerne la médecine scolaire.

En 2015, Manuel Valls, Premier ministre, écrivait aux ministres en charge de la santé et de l'éducation nationale et aux chefs de leurs corps d'inspection :

« La politique menée en matière de santé scolaire représente un enjeu important, en particulier en termes de prévention. […] Le gouvernement a décidé d'engager une évaluation de la prévention en milieu scolaire et de la santé scolaire sous trois angles principaux :

l'utilité de la politique évaluée et la pertinence des objectifs assignés à cette politique, ainsi que leur adéquation avec les moyens qui lui sont consacrés ;

l'efficacité des actions prises pour favoriser l'attractivité de l'exercice de la médecine scolaire ;

la gouvernance de la médecine scolaire et plus particulièrement la cohérence entre les actions conduites par les médecins scolaires et celles des autres personnels de santé.

Vous proposerez des scénarios d'amélioration permettant en premier lieu d'éclairer le ministère en matière de définition de la politique évaluée, ensuite d'identifier les leviers d'optimisation et d'attractivité de l'exercice de cette médecine. »

Aucune suite n'a été donnée à ce rapport.

°

° °

Pour donner l'impression qu'une relance allait être faite, tant de la PMI que de la médecine scolaire, les ministres Agnès Buzyn et Jean-Michel Blanquer ont annoncé, le 28 novembre 2017, vouloir « renforcer l'accès à la santé pour les enfants de 0 à 6 ans ». La suite n'est pas venue.

Chapitre.11. L'alimentation et la « mal bouffe ».

Depuis la fin du XX è siècle, on assiste au combat continu et multiforme entre les tenants d'une politique nutritionnelle, instrument d'une « bonne santé », visant à empêcher la dégradation de la santé d'un nombre considérable de personnes et les tenants d'intérêts économiques puissants, qui y opposent avec de gros moyens, évidemment pas pour des motifs d'hygiène, mais pour des raisons économiques et financières.

La politique nutritionnelle de la santé reste donc, malgré des « combats » dont il va être question, un maillon très faible de la politique de santé puisque l'obésité et les maladies qui résultent d'une nutrition inappropriée ne régressent pas et génèrent des dépenses de soins tout à fait considérables.

Il faut évidemment dire, d'emblée, que la plupart des gens suivent l'inclination de leurs goûts ; ils n'ont, spontanément, aucune raison de choisir ou d'écarter des aliments sur la seule base de leurs qualités sanitaires, plus encore lorsque les denrées à choisir sont plus chères que d'autres ; on est là au cœur des difficultés du volet « alimentation » d'une politique de santé publique.

1. L'imprégnation alcoolo-viticole des Français.

Présentant à l'Assemblée nationale, le 25 juin 1990, un projet de loi relatif à la lutte contre le tabagisme et à la lutte contre l'alcoolisme, Claude Evin, ministre de la solidarité, de la santé et de la protection sociale déclarait : « Il s'agit de légiférer sur des comportements, des activités et des habitudes de vie qui conduisent à la mort ou à la souffrance physique et psychologique comme à la déchéance sociale. [...] Les choix qui sont proposés sont complexes, graves et difficiles [...] Dans cette enceinte s'exprime en toute légitimité l'intérêt général devant lequel les intérêts particuliers doivent céder le pas. [...] Les politiques de santé ont trop souvent mis l'accent sur la qualité du système de soins sans insister suffisamment sur la nécessité de la prévention. »

Le projet de loi a suscité la très véhémente opposition des représentants des intérêts tabacoles (c'était une époque où l'on cultivait encore du tabac en France et où des usines fonctionnaient dans le cadre du Service d'exploitation industriel des tabacs et allumettes) et plus encore, car bien plus nombreux, des élus représentant les intérêts de la vigne et de toutes les activités industrielles et commerciales liées aux boissons alcoolisées. Pourtant, le projet de loi ne proposait pas une politique « prohibitionniste » mais seulement d'encadrer la publicité, directe et indirecte, pour les boissons alcoolisées, moyen très puissant de conditionner les consommateurs à la boisson.

Les déchainements furent épiques et vinrent même parfois de là où on ne les attendait pas, témoin cette intervention, à la même séance de l'Assemblée nationale, du député médecin Bernard Debré : « Je citerai mon grand-père le professeur Robert Debré, qui a longtemps présidé le Haut comité contre l'alcoolisme créé par M. Mendès-France. C'est pourquoi il m'est possible, monsieur le ministre, de dire que cette loi est une mauvaise loi [...] Cette loi sera inefficace ; vouloir interdire la publicité ou la réglementer fortement n'a jamais entravé ni le tabagisme ni l'alcoolisme. » Pourtant, jamais il n'avait été dit que réglementer la publicité était le seul remède contre l'alcoolisation excessive de la Société française.

La loi est entrée en vigueur le 1er janvier 1993 (ses dispositions ont été modifiées depuis lors)

Concernant le tabagisme, en interdisant la publicité directe et indirecte, en renforçant les mentions d'étiquetage, en interdisant de fumer dans certains espaces, ces dispositions ayant été accompagnées d'importantes hausses de prix, ont eu d'importantes et bénéfiques conséquences sanitaires.

Concernant les boissons alcoolisées, la loi encadrait leur publicité, ce qui est bien moins contraignant que pour le tabac. La consommation de boissons alcoolisées, qui avait déjà commencé à diminuer, en raison de la transformation de la Société française, a continué à diminuer, mais de façon très lente. Lorsque l'Organisation Mondiale de la Santé a mis en place, en 2007, un indice de « politique alcool », sur 30 pays notés, la France se situait encore en 26 ème position, malgré une certaine baisse de la consommation par personne.

C'est que, sans cesse depuis trente ans, les dispositions de la loi du 10 janvier 1991, dite « loi Evin », n'ont cessé d'être combattues et leur portée amoindrie, sous les coups de boutoir des députés et sénateurs liés à la myriade des intérêts économiques de la viticulture et des boissons alcoolisées ; la déconstruction progressive des mesures adoptées en 1991 contre le « risque alcool » eurent lieu en 1996, 1998, 2005, 2009 et 2016. Les débats au Parlement en témoignent.L'intolérance aux « interdits sanitaires », vive dans la Société française, a fait le reste.

Un rapport de la Cour des comptes de juin 2015, qui fustige une « tolérance générale » vis-à-vis de la consommation de boissons alcoolisées dont les « effets négatifs sont largement sous-estimés », contient des propositions visant à renforcer la lutte contre les consommations nocives d'alcool qui n'ont reçu aucune suite.

Remarquons, pour conclure, qu'en France, on ne produit plus de tabac et les dernières manufactures ont été fermées alors que la production de raisins destinés à la vinification est très répandue sur le territoire français, générant des activités qui font vivre un nombre considérable de personnes.

2. La sécurité de l'alimentation.

Le 1 er juillet 1998, la loi n° 98-535 « relative au renforcement de la veille sanitaire et au contrôle de la sécurité sanitaire de produits destinés à l'Homme » a créé un établissement public d'Etat, l'Agence française de Sécurité Sanitaire des Aliments (AFSSA), avec pour mission de « contribuer à assurer la sécurité sanitaire dans le domaine de l'alimentation ». Son texte constitutif évoquait le fait que l'AFSSA devait évaluer « les risques nutritionnels » et pas seulement sanitaires, ce qui semble bien plus vaste et désignait, dans un cas, des risques à relatif court terme (sanitaires) et, dans l'autre cas, des risques à moyen et long termes (nutritionnels).

Outre l'information gouvernementale, destinée à mettre les Pouvoirs publics en mesure de prendre toutes mesures jugées utiles pour préserver la santé publique, donc de prononcer éventuellement, des interdictions, l'AFSSA pouvait rendre publics ses avis et recommandations. Mais qui s'en est véritablement emparé pour les faire connaître ?

3. Les Programmes Nationaux Nutrition Santé.

La nutrition, terme qui englobe l'alimentation et l'activité physique, est un des déterminants essentiels de la santé et notamment des pathologies chroniques.

Un Programme national nutrition santé (PNNS) a été élaboré en 2001, pour la période 2001-2005, faisant des recommandations nutritionnelles pour améliorer l'état de santé de la population. Il fut suivi d'un second pour la période 2006-2011.

Présentant au Sénat, le18 mars 2010 le projet de loi de modernisation de l'agriculture et de la pêche, Bruno Le Maire, ministre de l'alimentation, de l'agriculture et de la pêche déclarait « Notre agriculture a d'abord besoin d'un cap politique : ce cap c'est celui de l'alimentation. […] Le Gouvernement a tenu à, ce que le Titre I er du projet de loi vise à, mettre en place une politique publique de l'alimentation. Cette politique doit garantir une alimentation saine à tous les Français en rassemblant les instruments d'intervention jusque-là dispersés. Elle reposera sur des objectifs nutritionnels contraignants et contrôlés pour la restauration collective, en particulier scolaire et universitaire. Personne ne peut se résigner à l'augmentation de l'obésité en France, même si ce phénomène est mieux contrôlé que dans d'autres pays développés ; personne ne peut se résigner à ce que ce problème de santé publique se concentre sur les personnes aux revenus les plus faibles :la question de l'alimentation est avant tout une question sociale. »

La loi n° 2010-874 du 28 juillet 2010 débute donc par un Titre extrêmement volontariste : « Définir et mettre en œuvre une politique publique de l'alimentation » qui institue un très ambitieux Programme quinquennal relatif à la nutrition et à la santé, définissant les « objectifs de la politique nutritionnelle du Gouvernement ».

Constituant l'article L 3231-1 du Code de la santé publique, « Il prévoit les actions à mettre en œuvre afin de favoriser :

l'éducation, l'information et l'orientation de la population, notamment par le biais de recommandations en matière nutritionnelle, y compris portant sur l'activité physique ;

la création d'un environnement favorable au respect des recommandations nutritionnelles ;

la prévention, le dépistage et la prise en charge des troubles nutritionnels dans le système de santé ;

la mise en place d'un système de surveillance de l'état nutritionnel de la population et de ses déterminants ;

le développement de la formation et de la recherche en nutrition humaine. »

L'influence des PNNS sur l'état de santé de la population est très difficile à évaluer car il n'est pas possible d'identifier l'effet d'un seul facteur au sein de l'ensemble de ceux qui influent sur la santé des populations. Quelques observations ont cependant été faites que l'on résumera ici :

Le PNNS donne lieu à des actions de communication qui doivent être cherchées par les citoyens. La diffusion des informations s'opère par de nombreux canaux : le site « mangerbouger.fr », de Santé Publique France, les informations destinées à être reprises par la presse écrite, généraliste ou spécialisée. Mais l'information ne va pas souvent « spontanément » vers les citoyens, par des messages radiodiffusés ou télévisuels, même si des émissions de radio et de télévision reprennent des éléments de cette information.

C'est une des insuffisances majeures du système, consécutif au fait qu'aucun budget n'est alloué pour la diffusion de messages nutritionnels par radio et télévision.

Les messages nutritionnels sont « brouillés » et même souvent directement contredits par les publicités et « informations » en provenance des industries agro-alimentaires, par le monde des boissons alcoolisées, etc. C'est une guerre intense que mènent d'innombrables intérêts industriels et commerciaux pour « contrer » l'information sanitaire et, plus généralement, pour la « noyer » et la rendre insignifiante.

Toute tentative d'intervention plus « sérieuse » auprès des citoyens a été entravée par l'action victorieuse des lobbies auprès des gouvernements ainsi qu'on le verra ci-dessous.

Toute action visant à influencer les consommateurs, est très inégalement reçue selon la classe sociale des consommateurs, pour de nombreuses raisons qui tiennent certes à leur niveau de revenus (plus on est pauvre, plus la consommation est contrainte par le prix des achats qui conduisent à une alimentation déséquilibrée), mais à de nombreux autres éléments culturels.

Le Haut Conseil de la santé publique a édité, en septembre 2017 un nouveau plan, de 170 pages, pour une politique nutritionnelle de santé publique 2017-2021, assez critique sur toute l'histoire antérieure, ainsi présenté :

« L'analyse des processus et résultats des trois précédents Programmes nationaux nutrition santé (PNNS) a conduit à appréhender les limites des stratégies de santé publique fondées exclusivement sur les déterminants individuels des comportements alimentaires et d'activités physiques. Ces stratégies s'appuyaient principalement sur la communication nutritionnelle, et des approches purement incitatives.

Le PNNS n'ayant atteint que partiellement les objectifs fixés et les inégalités sociales de santé s'étant aggravées dans le domaine de la nutrition, le HCSP a proposé pour 2017-2021, une politique nutritionnelle de santé publique s'appuyant sur des mesures visant la population générale avec une attention graduée selon le degré de désavantage.

Il recommande, tout en poursuivant les stratégies précédentes, d'intervenir sur l'environnement social, économique et sociétal afin de faciliter les choix individuels favorables à la santé concernant l'alimentation et l'activité physique. Il préconise de recourir à des mesures réglementaires [note de l'auteur : cela veut dire par des décrets instaurant des limitations ou des nterdictions] pour réduire la pression du marketing commercial, améliorer l'offre alimentaire et l'accessibilité physique et économique aux aliments de meilleure qualité nutritionnelle. Il recommande enfin de développer des activités spécifiques et prioritaires orientées vers les enfants et les populations défavorisées ;

Cette politique, qui doit tenir compte des préoccupations environnementales et de développement durable, nécessite une réorganisation de sa gouvernance. Le HCSP recommande de mettre en place un pilotage interministériel avec une finalité claire de santé publique et d'assurer une cohérence entre les mesures nationales et régionales. »

Tout ceci est demeuré largement incantatoire.

4. Des tentatives avortées d'influencer la nutrition.

Depuis des décennies, des éléments de politique nutritionnelle ont été développés mais se sont constamment heurtés à des éléments de contre-offensive de la part des intérêts économiques opposés à toute mesure susceptible de réduire leurs profits et/ou à les contraindre à changer leurs productions. On ne peut illustrer ces combats à armes très inégales que par quelques exemples.

1°/ Lors de la discussion de ce qui est devenu la loi de santé publique du 9 août 2004, le gouvernement s'est opposé à des amendements qui visaient à interdire de la publicité télévisuelle pour des produits alimentaires incompatibles avec des règles nutritionnelles préconisées par l'AFSSA. C'eut été pourtant donner un débouché concret au travail « scientifique » de l'institution récemment créée. L'article 29 de la loi s'est contenté de prévoir que les messages publicitaires alimentaires « doivent contenir une information à caractère sanitaire » ;

Chacun connait les affiches publicitaires pour des produits alimentaires, qui portent, en bas, un « bandeau » vantant la modération ou l'exercice physique ou dispensant un autre conseil de santé publique. C'est en « consentant » de mettre une telle information que les producteurs s'exonèrent de payer une imposition qui devrait servir à diffuser de véritables messages de santé publique. Ceci est un bon exemple de la distance qui sépare un « affichage » politique d'une vraie politique de santé publique.

2°/ En 2007, le Président Nicolas Sarkozy, estimant nécessaire de faire de l'obésité une priorité de santé publique, avait annoncé que, si les professionnels n'acceptaient pas de prendre leurs responsabilités, il ferait voter une loi interdisant la publicité télévisuelle pour certains produits nuisibles à la santé. Cette intention présidentielle a cédé devant l'opposition des intérêts en cause.

3°/ En 2008, les inspections générales des finances et des affaires sociales ont remis au ministre chargé de la santé un rapport préconisant d'augmenter les taux de la TVA sur les produits trop sucrés, trop salés et trop gras, en raison de leurs conséquences sanitaires (favorisant les maladies cardio-vasculaires, le diabète et certains cancers,) et financières, en faisant peser des charges sur la protection sociale. Cette mesure visait à diminuer la consommation de ces produits en augmentant leur prix.

Éric Woerth, ministre en charge du budget, en invoquant les difficultés de pouvoir d'achat consécutif à la grande crise financière de l'époque, avait argumenté qu'il était hors de question d'augmenter la TVA sur des produits alimentaires. C'est ce choix qui a été avalisé par le gouvernement.

4°/ Toujours en 2008, 3 sénateurs (Roland Courteau, Claude Saunier et Marcel Rainaud) ont déposé une proposition de loi (annexée au PV de la séance du 6 mai 2008) « relative à la prévention et à la lutte contre l'obésité », proposant :

l'instauration d'une taxe spéciale « assise sur la valeur hors TVA, des produits alimentaires « de grignotage », comportant un taux de sucre et de graisses supérieur à un pourcentage défini par décret, ainsi que sur les sodas sucrés », au bénéfice du PNNS, pour financer certaines actions.

d'interdire « la publicité télévisée sur les mêmes produits, le ministère chargé de la santé (et non pas celui de l'agriculture) établissant la liste de ces produits.

Cette initiative n'a pas eu de suite.

5°/ En 2009, une « charte d'engagement » avait été signée entre les chaines de télévision et les annonceurs, pour contenir les publicités. Elle n'était pas contraignante ; on ignore ce qu'a bien pu être son efficacité.

6°/ La loi du 20 décembre 2016 interdit certaines annonces dans des programmes télévisuels qui sont destinés à la jeunesse, sur les chaines publiques. Mais les enfants consacrent, de nos jours, de moins en moins de temps d'écran à ces programmes spécifiques. La moitié des publicités pour les produits gras, sucrés et salés, se situe en « prime time », de 19 à 22 heures, accessibles à tous.

De plus, une bonne partie de ces publicités passe « en ligne » (internet et vidéo), dans toutes les mains.

Une étude de Santé Publique France, du 24 juin 2020, indique que :

plus de 50 % des publicités alimentaires vues par les enfants, les adolescents et les adultes concernent des produits particulièrement salés, sucrés et gras, classés en D et E (le bas du classement), par le nutriscore ;

la population baigne dans un « environnement obésogénique » et qu'en touchant enfants et adolescents, il agit durablement sur les préférences gustatives des jeunes.

Santé publique France demandait, en conclusion, que les produits alimentaires très gras, très salés et très sucrés soient interdits à la télévision pendant les heures de grande écoute. En vain.

5. Le « rapport Hercberg ».

Un rapport a été demandé au Professeur Serge Hercberg, qui avait présidé à l'élaboration de 3 PNNS (ceux de 2001, de 2006 et de 2011), et avait pu en mesurer les limites, pour nourrir la nouvelle « stratégie nationale de santé » annoncée par le Premier ministre Jean-Marc Ayrault.

On savait évidemment qu'en France, comme dans la plupart des pays dits « développés » ce sont les maladies chroniques qui sont responsables non seulement de la majorité des décès mais aussi des souffrances qui gâchent la vie d'un très grand nombre de personnes et dont les soins pèsent lourdement sur les comptes sociaux.

Le Rapport que le Professeur Hercberg a établi avec l'aide du docteur Chantal Julia, en novembre 2013, intitulé « Propositions pour un nouvel élan de la politique nutritionnelle française de santé publique, dans le cadre de la Stratégie nationale de santé », articulait 15 mesures de prévention nutritionnelle, dépassant la tentative d'influencer seulement les choix alimentaires individuels, pour agir sur des déterminants « environnementaux » de la nutrition.

On détient là un remarquable ensemble, tout à fait complet, de mesures constituant une politique nutritionnelle globale, comprenant notamment (le résumé ci-dessous est extrêmement succinct) une taxe en fonction de la qualité nutritionnelle de certains aliments ; la réglementation de la teneur en sel et en fibres des pains ; la distribution de coupons « fruits et légumes » et de« coupons sport » aux populations défavorisées en même temps que le développement de conditions favorables pour tous de pratiquer une activité physique et sportive ; l'implantation de jardins communautaires dans les zones défavorisées ; l' interdiction aux détaillants de faire des promotions au volume pour des aliments et boissons dont la qualité nutritionnelle est considérée comme défavorable à la santé, etc.

Sa mise en œuvre eut vraiment marqué un tournant dans la politique de santé publique du pays ; il a donc, pour l'essentiel, été écarté.

Une seule mesure fort importante a été mise en œuvre non sans de grandes difficultés car une très vive opposition s'est déployée (menée par de grands groupes agroalimentaires tels que Nestlé), des obstacles juridiques s'opposant, en outre, à sa généralisation dans l'Union européenne. C'est le système d'information nutritionnelle connue sous le nom de « nutriscore ». Ce système qui s'affiche par 5 lettres en 5 couleurs, est imprimé sur des emballages alimentaires.

Il faut le noter, une information nutritionnelle essentielle est ainsi « proposée » aux consommateurs, sans qu'ils aillent la chercher sur un site internet ! Cette information est reprise volontairement par certains producteurs et commerçants sans avoir été rendue obligatoire.

6. la situation après tant d'années d'absence de vraie politique nutritionnelle.

Depuis le début du siècle, l'obésité, conséquence d'une nutrition défaillante et d'un manque d'activités physiques, a continué à progresser (partout dans le monde et pas seulement en France), même s'il s'est peut-être récemment stabilisé en France métropolitaine. Mais les moyennes cachent de grandes différences géographiques et sociales. On note de très fortes disparités régionales, liées notamment aux différences de niveaux de vie (mais pas seulement) et de considérables différences entre catégories sociales, évidemment corrélées de très près à leurs niveaux de revenus.

Les coûts humains sont considérables et, pour la collectivité, ils le sont aussi. En 2017, l'administration des finances les aurait évalués à une vingtaine de milliards d'euros par an, sommes vraisemblablement réparties presque exclusivement sur les comptes de l'Assurance maladie (et pour le reste sur les assurances complémentaires et sur les budgets familiaux)..

En 2017, l'ANSES a procédé à un assez profond renouvellement des « préconisations nutritionnelles ». Sans entrer dans les détails, elle a fait des préconisations découlant de la mise en évidence de nombreux facteurs nutritionnels, y compris l'absence d'activité physique, qui favorisent de façon certaine le développement des maladies chroniques qui ravagent la Société : obésité, diabète de type 2, certains cancers et les maladies cardio-vasculaires, responsables d'une large part des soins prodigués par le système de santé.

Suivre ces préconisations, qui portent sur des réductions de consommation (de la plupart des viandes et charcuteries, des « plats préparés » et de l'ensemble des denrées contenant des sucres, simples et cachés), mais aussi sur la nécessité de développer fortement des consommations (de fruits et de légumes, y compris des légumineuses, qui apportent des fibres nécessaires à l'équilibre alimentaire), améliorerait l'état de santé de la population.

Le 20 mai 2020, la Commission européenne a dévoilé un projet de stratégie pour favoriser l'agriculture biologique et réduire les pesticides, pour favoriser la biodiversité, bref, pour instaurer une agriculture plus respectueuse de l'environnement, sous le nom « de la ferme à la fourchette ». Il s'agirait notamment de faire passer en 10 ans la superficie exploitée en agriculture biologique de 7,5 % à 25 %. Mais les projets de Politique agricole commune (PAC) pour les années 2022 à 2028 ne posent pas, en ce début d'année 2021, les jalons pour y parvenir et ce seront finalement les gouvernements des 27 qui décideront, en harmonisant leurs préoccupations et leurs intérêts.

Il faudra alors, sur le plan national, prendre en compte les désidérata de la Fédération nationale des syndicats d'exploitants agricoles (FNSEA) et des industries agricoles et alimentaires…

Chapitre 12. Les difficiles parades contre des impacts « environnementaux » sur la santé.

Parler de « déterminants environnementaux » de certaines maladies, de « facteurs environnementaux » générant malaises, malformations et maladies, dire qu'il suffirait de les combattre pour que la santé s'améliore et que les dépenses de soins diminuent, c'est évoquer une infinité d'éléments qui ont souvent (pas toujours), un caractère très ambigu. Et comme la nuisance est souvent la contrepartie « d'avantages » (au demeurant souvent très inégalement répartis), on comprend les difficultés à les combattre, sans même parler de les éradiquer.

1. Eléments de problématique générale.

D'innombrables éléments « environnementaux » ont une influence sur notre santé, soit directement soit indirectement., influence qu'il est parfois possible d'estimer (et non de mesurer avec précision), mais qui est parfois si diffuse et si complexe, que cette influence peut être affirmée, sans beaucoup plus de précisions.

C'est parfois à tort qu'on impute une conséquence précise, chiffrée, à une seule cause.

Ainsi, pour prendre un exemple, le confinement imposé comme réplique à l'épisode violent de SRAS CoV2 au début de l'an 2020, aurait, selon une étude du Centre international indépendant de recherche sur l'énergie et l'air pur, évité environ 11 000 décès en un mois en France, du fait d'une chute du niveau de pollution atmosphérique consécutive au ralentissement de l'activité économique. Evidemment, il faut considérer qu'il s'agit bien d'une estimation.

Dans le même esprit, l'Agence européenne de l'environnement, institution de l'Union européenne, évalue « en temps normal », à plus de 400 000 par an, dans les 28 Etats concernés par l'étude, le nombre des « morts prématurés » dont sont responsables les particules fines et le dioxyde d'azote.

Les « déterminants environnementaux » de la santé sont extrêmement nombreux et leurs conséquences sont très variables sur les maladies qu'ils provoquent ou aggravent, et sur les décès qui leur sont imputables. Ces questions, d'une diabolique complexité, ont de nombreuses particularités :

d'une part, ces nuisances sont pratiquement toutes, aussi, la conséquence de pratiques considérées comme « utiles », ce qui explique les difficultés techniques, économiques et sociales à les réduire. Il y a toujours une « balance » à faire entre leurs avantages (généralement à court terme et pour les émetteurs de ces nuisances) et leurs inconvénients (généralement à moyen et long termes et souvent pour de larges segments de la population). Autrement dit, les pollueurs, pas toujours identifiables, même si tel est souvent le cas, ne sont pas ceux qui en payent les conséquences, sinon dans quelques situations (c'est le cas d'agriculteurs qui utilisent des pesticides et qui sont victimes de fléaux professionnels).

d'autre part, les mesures à prendre pour réduire ou faire disparaître les nuisances sont toujours coûteuses. Dans de nombreux cas, les coûts reposent sur des producteurs. Dans un système concurrentiel tel que celui qui s'est imposé de mondialisation capitaliste, ces coûts sont généralement considérés comme trop élevés, ce qui conduit soit à refuser la mise en œuvre de propositions (d'où l'opposition constante du monde industriel et agricole pour empêcher que des mesures obligatoires soient prises par des gouvernements, visant à y mettre fin) et à maintenir les causes de nuisances, soit à délocaliser les productions dans des pays où la conscience écologique et les réglementations sont faibles ou inexistantes et dont la main d'œuvre, en quête d'emplois, est « bon marché », tout ceci accroissant la compétitivité de leurs produits . L'épidémie de SARS CoV2, qui a surpris une Europe largement dépendante, pour ce qui concerne les médicaments les plus indispensables dans les situations les plus graves, a montré que la désindustrialisation s'était massivement faite vers la Chine et l'Inde où faibles salaires et acceptation des pollutions et de leurs conséquences sanitaires ont fait et font encore « bon ménage ».

Une authentique lutte contre les nuisances écologiques supposerait un changement très profond de paradigme de nos Sociétés et une solidarité mondiale qui n'existe absolument pas.

enfin, les nuisances sanitaires environnementales ne sont pas aisées à mesurer. Leur action tient à la fois à la durée pendant laquelle les personnes y sont soumises, à l'importance des « doses » qu'elles subissent et, plus difficile encore à apprécier, à la morbidité provoquée par l'action conjuguée de plusieurs facteurs combinés ; ceci est un point essentiel, qui permet à tel ou tel producteur d' « exonérer » tel ou tel facteur précis de telle ou telle conséquence précise.

Dans des domaines qui sont souvent, objectivement, difficiles à calculer ou même à estimer avec une relative précision, les « producteurs » ont beau jeu à limiter les informations qu'ils délivrent aux « gendarmes » de la santé et de l'environnement, à les biaiser, ou à produire des résultats de recherches scientifiquement insuffisantes ou volontairement faussées et à chercher, de toutes les façons possibles, à entraver le travail des instances publiques qui ont été créées avec la volonté, au moins affichée, de servir d'arbitres devant produire des analyses impartiales pour fonder des décisions politiques.

C'est la situation de l'ANSES en France et, dans l'Union européenne, de l'Agence européenne des produits chimiques (ainsi que de l'Agence européenne de sécurité des aliments) ; les résultats de certaines de leurs analyses sont clairement suspectés d'être « biaisés ».

Ce qui est certain, c'est le poids des dépenses de soins générées pour traiter les maladies qui en résultent.

Les atteintes à la santé des individus, par le truchement d'éléments environnementaux, ne les touchent pas toutes de la même façon. Dans notre Société, fondamentalement inégalitaire, certaines classes ou catégories sociales ont la capacité de se protéger de certaines nuisances que d'autres subissent sans pouvoir s'en protéger (à supposer, dans un cas comme dans l'autre, qu'ils en aient le souhait). Le niveau des revenus (c'est un indicateur fruste mais très réaliste) est fort bien corrélé à la possibilité de se protéger de certaines nuisances qui ont des conséquences sur la santé.

Tel est le cas des nuisances dues aux bruits de la vie ambiante (activités industrielles, BTP, transports…), dont personne ne meurt, mais qui provoquent des atteintes diverses et parfois graves à la santé. Il s'agit des troubles du sommeil et de facteurs jouant leur rôle dans des maladies et des troubles divers. Lorsque « tout le monde n'est pas logé à la même enseigne », peut-on imaginer que les nuisances soient combattues partout avec la même énergie ? Les métiers exercés, la qualité des zones résidentielles et celle des habitats protègent la santé des uns et pas celle des autres.

2. Quelques observations ponctuelles.

Parlons des émissions de polluants issus du trafic des véhicules automobiles à moteurs thermiques.

Le 16 juillet 2019, l'ANSES a rendu un avis sur l'impact de la pollution atmosphérique due au parc automobile circulant en France, étude qui avait été demandée par l'administration.

L'étude conclut que « les preuves d'effets néfastes sur la santé liées à l'exposition aux émissions du trafic routier sont fortes. ». Le nombre de morts prématurées se situerait en France, entre 48 000 et 60 000 par an. Mais cette étude, qui fait la somme de très nombreuses recherches, apporte aussi la preuve des souffrances résultant de pathologies respiratoires (asthme, cancers du poumon…), de maladies cardio-vasculaires (infarctus, AVC…) et même d'impacts sur la santé neurologique, et des dépenses de soins qui en résultent.

L'ANSES a donc recommandé de promouvoir des technologies alternatives au moteur thermique, capable de « réduire drastiquement l'émission de polluants », comme le moteur électrique, « mais aussi et surtout la réduction du trafic. ».

Lorsque les citoyens réaliseront que, s'ils ont à peu près cessé de jeter leurs ordures dans les rues (grâce aux « poubelles » et aux canalisations d'égouts souterraines) ils jettent dans l'atmosphère une « ordure » qui est un gaz à multiples effets, invisible, mais dramatiquement polluant, et qu'ils s'efforceront de choisir, à chaque fois que possible, un autre moyen de transport que leur voiture, un pas sera fait dans le bon sens.

Parlons des impacts des produits chimiques qui sont omniprésents dans notre monde.
De nombreux produits chimiques, comprenant des « biocides » et des « perturbateurs endocriniens », sont utilisés dans de nombreux processus de production agricoles (pesticides) et industriels (plastifiants, solvants, ignifugeants...) et sont contenus dans de très nombreux produits d'usage courant (additifs alimentaires, produits d'entretien de l'habitat, cosmétiques...)

S'ils ont, à chaque fois, un usage explicable, leur éventuelle interdiction se heurte au fait que, dans le cadre de conditions qu'impose le système technico-économique qui s'est implanté sur la planète, leur suppression peut bouleverser les conditions de la production, donc de la concurrence, donc de l'emploi, et leur remplacement peut être problématique. Les débats de ces dernières années au sujet d'un produit éminemment nuisible mais largement employé, le glyphosate, l'ont démontré. La production de betteraves sucrières a ainsi été mise en balance avec la vie des abeilles, en 2020.

Trois inspections (Inspection générale des affaires sociales ; Conseil général de l'environnement et du développement durable ; Conseil général de l'alimentation, de l'agriculture et des espaces ruraux), ont remis en 2018 un Rapport d'évaluation, parfaitement ambigu, sur ce qui est appelé la Stratégie nationale sur les perturbateurs endocriniens, depuis 2014.

Il faut évoquer le rôle de l'ANSES.

Elle édicte parfois des interdictions, à l'issue d'âpres négociations, comme fut interdit l'usage du bisphénol A, dans les biberons. Parfois, l'ANSES, qui en a le pouvoir, refuse donc la mise sur le marché de « produits réglementés » (produits et substances actives biocides ; produits phytopharmaceutiques ; matières fertilisantes et supports de cultures ; médicaments vétérinaires) qui ont, à travers des chaines alimentaires ou à travers l'air et l'eau, des répercussions sur la santé.

Hormis dans le domaine où elle est ainsi directement responsable de certaines autorisations de mise sur le marché, l'ANSES, de façon plus générale, est chargée d'éclairer les « gestionnaires de risques » (le gouvernement) mais n'a pas pour principale « cible » le grand public, qu'elle informe quand il cherche ses remarques et préconisations sur le site de l'Agence ou par d'autres modes de diffusion.

Voici quelques exemples de conseils donnés en matière de santé environnementale, dont on doit se demander si, en raison de leur diffusion, ils touchent réellement leurs cibles :

en ce qui concerne l'exposition des enfants aux radiofréquences, l'ANSES recommande « un usage modéré et encadré des technologies de communication sans fil pour les enfants. » Dans chaque famille, à bon entendeur…

en ce qui concerne la méthylisothiazolinone (MIT), substance utilisée comme conservateur dans de nombreux produits d'usage courant, l'ANSES recommande une information systématique sur les emballages, information qui n'est obligatoire que sur les détergents et sur les produits cosmétiques Quelle suite donne l'industrie à cette recommandation et comment est-elle lue par les consommateurs qui se promènent dans les magasins sans généralement emporter avec eux de microscope ni même de loupe ?

en ce qui concerne l'exposition des travailleurs des égouts à de multiples agents chimiques et biologiques cancérogènes, et mutagènes, dans les eaux et dans l'atmosphère, l'ANSES a émis des recommandations en matière de prévention, de mesures de protection et de suivi de la santé des égoutiers. La faiblesse de la médecine du travail, en France (voir le chapitre 13), permet-elle de vérifier que les employeurs et les salariés suivent ces recommandations ?

en 2017, l'ANSES a alerté sur le fait que les effets sanitaires, notamment cancérogènes, des nanomatériaux, sont sous-estimés et a interrogé l'exécutif sur l'utilité de mise sur le marché de produits contenant des nanomatériaux lorsque des dangers ont été identifiés, même s'ils sont insuffisamment quantifiés. Rien ne semble être issu de cette recommandation. Un règlement concernant l'étiquetage des aliments contenant des nanomatériaux reste inappliqué par les industriels.

3. Les Plans nationaux santé environnement.

Le gouvernement fait établir des Plans nationaux santé environnement (PNSE) depuis une disposition de la loi du 9 août 2004 relative à la politique de santé publique. Dans une approche pluridisciplinaire, ces plans énoncent un certain nombre d'objectifs d'amélioration sanitaire, en lien, avec des problèmes d'environnement. Ils sont maintenant prévus par l'article L 1311-6 du Code de la Santé publique, qui cadre leurs missions.

Le premier Plan énonçait 45 axes de recherches et d'évaluations, mais aussi :

d'interdire ou de limiter les pesticides les plus dangereux en améliorant leurs conditions d'utilisation ;

d'améliorer la qualité des eaux et de l'air ;

d'élaborer une réglementation sur le bruit.

Ce Plan, avant tout déclaration d'intentions, n'a pas laissé de trace appréciable dans la réalité.

A l'issue de la très grande manifestation que fut le « Grenelle de l'environnement », une « loi de programmation », la loi n° 2009-967 fut adoptée le 3 août 2009. Elle comporte un chapitre entier intitulé « L'environnement et la santé », qui affiche, dans ses 6 articles, une somme considérable d'intentions qui si elles avaient été mises en œuvre, eussent été capables de révolutionner la vie en France jusqu'à la rendre méconnaissable. Elle « cadrait » le nouveau PNSE qui couvrit la période 2009 2013.

L'évaluation de ce deuxième PNSE, qui a été faite en septembre 2013, par le Haut conseil de la santé publique (HCSP), conclut que les résultats des actions « restaient difficiles à mesurer », que « l'évolution en santé environnementale durant ces dix dernières années variait » selon les milieux, les polluants ou les nuisances et, finalement, que « l'insuffisance des informations disponibles ne permettaient pas de se prononcer sur la réduction des inégalités sociales et territoriales d'exposition aux risques résultant de ces pollutions et nuisances. »

Le HCSP a fait des préconisations pour que le 3 ème PNSE et ses déclinaisons territoriales contiennent des objectifs précis.

Le troisième PNSE, pour l'élaboration duquel il n'a été tenu aucun compte de ces préconisations, a couvert la période 2018 2019 ; Il comportait 110 actions (deux fois plus que le PNSE précédent). Ce fut largement un document de communication. Il a fait l'objet de rapports d'évaluation rendus publics en 2019 :

l'un de l'Inspection générale des affaires sociales ;

l'autre du Conseil général de l'environnement et du développement durable,

devant servir à l'élaboration du quatrième PNSE. Les deux rapports exposent, avec des nuances, l'impact, au total fort restreint, de la réduction de l'exposition de la population aux risques pointés par ce PNSE.

William Dab, ancien Directeur général de la santé (direction du ministère en charge de la santé, qui « chapeaute » l'élaboration des PNSE) a lapidairement conclu, dans le journal « Le Monde » du 9 juillet 2019 : « Il est très rare que, sur un sujet aussi important, une politique publique se situe à un tel niveau de défaillance », et d'ajouter : « C'est très grave, non seulement pour la santé publique, mais aussi pour la défiance que cela instaure vis-à-vis des pouvoirs publics. Les politiques publiques doivent dire ce qu'elles vont faire et faire ce qu'elles ont dit. Sans ce minimum, on détruit la confiance et on finira par nourrir les extrêmes. »

Le plan « Ecophyto », issu du Grenelle de l'environnement, visait à réduire l'utilisation de produits phytosanitaires en raison de leurs multiples conséquences néfastes tout en maintenant une agriculture économiquement performante. Mais ce concept dépend directement des conditions de la concurrence. L'usage des pesticides devait être réduit de 50 % en 10 ans, en 2018. En outre, on envisageait de retirer du marché certains produits contenant 53 substances actives, particulièrement nocives.

Ce fut un échec, qui est pour beaucoup dans la perte accélérée de la biodiversité, l'utilisation des pesticides ayant augmenté de plus de 20 %. La pression concurrentielle que font peser les industries agro-alimentaires et la grande distribution sur l'agriculture contraignent, concrètement, certains agriculteurs à les utiliser pour des objectifs de productivité à court terme, extrêmement dépendants des pesticides.

On doit regretter que ces PNSE aient toujours été « dispersés » (en courant toujours beaucoup de lièvres à la fois), imprécis dans les moyens à mettre en œuvre pour aboutir à des résultats et, finalement, qu'ils soient demeurés au niveau d'« invocations ».

Quelques plans précis dotés de moyens financiers et éventuellement d'armes juridiques eussent été plus opérants. Mais les gouvernements n'en ont pas voulu.

A la fin de 2020, le projet de quatrième PNSE (2020-2024) présente une liste de 19 actions « pour pouvoir s'assurer d'un meilleur suivi et d'une meilleure mise en œuvre » a expliqué la ministre de la transition écologique. Après consultation publique il devrait être publié accompagné d'indicateurs permettant l'évaluation du degré d'atteinte des objectifs, ce qui a manqué aux 3 PNSE précédents. Acceptons-en l'augure.

En décembre 2020, une Commission d'enquête de l'Assemblée nationale sur « l'évaluation des politiques publiques de santé environnementale » a estimé, à l'unanimité que les PNSE n'avaient servi à rien, faute de « sortir de l'incantatoire et du virtuel, dans lequel ils se sont enlisés, faute de moyens et d'ancrage dans le réel ».

Très fort pour pointer ce qu'il appelle les dysfonctionnements, le Rapport l'est moins dans ce qu'il propose, largement dans le domaine institutionnel. Mais on doit relever l'idée, reprise d'un autre Rapport parlementaire sur les perturbateurs endocriniens, de mettre en place un « toxi-score » sur les produits de consommation courante, qui indique leur contenance en éléments reprotoxiques, perturbateurs endocriniens et cancérogènes. Ceci permettrait, à travers des choix des consommateurs, d'influencer les producteurs et aurait, de ce fait, une certaine efficacité. Outre ses difficultés techniques, parfaitement surmontables, un tel projet, s'il est lancé, aura bien des difficultés à surmonter tous les obstacles « professionnels » qui se dresseront contre lui.

4. Miser sur les plans européens ?

Dans le prolongement du « pacte vert » pour l'Europe, présenté le 1er décembre 2019 au Parlement européen, exprimant une puissante ambition en matière de politique environnementale, la Commission européenne a proposé, le 20 mai 2020, deux nouvelles stratégies ambitieuses qui se complètent :

une stratégie globale pour la biodiversité

et une stratégie pour un système alimentaire équilibré, sain et respectueux de l'environnement, portant le label : « de la ferme à la fourchette ».

Est, en outre, affirmée l'importance des énergies renouvelables pour atteindre ces objectifs et atténuer les effets dévastateurs du changement climatique

La Commission prend acte de l'échec complet des politiques environnementales antérieures, énoncées par l'Union européenne et effectuées par les Etats membres.

Les ambitions affichées par les 2 nouvelles stratégies décennales sont extrêmement fortes puisqu'il est même envisagé de présenter en 2021, des objectifs, contraignants pour les Etats, de « restauration de la nature ». Il faudrait, en outre, que ces objectifs soient repris dans la future Politique agricole commune (PAC).

Mais l'Union européenne n'est pas un Etat et la Commission n'est pas un Gouvernement : c'est notamment une force de propositions. La politique environnementale européenne a, jusqu'ici échoué, faute d'une volonté politique des Etats membres. Si une conscience politique européenne surgit enfin, amplifiée par le Parlement européen et si les 27 Gouvernements parviennent à s'accorder pour soutenir, au moins en partie, les objectifs proposés pour 2030, un renversement historique aura lieu.

Mais il ne pourra s'opérer que si l'Union européenne renonce à s'ouvrir à tous les vents, à la concurrence mondiale, sans choisir, sans imposer certains obstacles à certaines importations, et sans négocier des contreparties, car cette concurrence mondiale est l'ennemie d'un environnement sain et d'une alimentation de meilleure qualité.

Chapitre 13. La protection déficiente de la « santé au travail ».

Ce domaine concerne 16 millions de personnes employées dans le secteur privé (ainsi que des salariés du secteur public), suivis par environ 4500 médecins du travail ; c'est un système très dépendant des employeurs, à travers les Services de santé au travail (SST), souvent inter-entreprises (SSTI).

1. Des constats accablants.

Si les accidents du travail ont vu leur nombre se stabiliser depuis la fin du XXème siècle, c'est largement dû à la désindustrialisation du pays. Malgré tout, en 2015, la France détenait le triste record des accidents mortels (595), devant des pays comme l'Italie (543), la Grande-Bretagne (260) et même l'Allemagne (450), nettement plus industrialisée que le France.

En 2019, le taux des accidents du travail situait la France au 25ème rang, dans l'Union européenne et l'absentéisme, au 26ème. Ce sont deux marqueurs d'une grave situation. Le nombre des salariés indemnisés par l'Assurance maladie pour maladie professionnelle a augmenté de 7,5% en une quinzaine d'années ; la montée des risques psycho-sociaux témoigne aussi d'un sévère malaise.

Contrairement à l'Allemagne, il y a un net déséquilibre de financement qui privilégie (tout en la limitant fortement) la réparation des accidents du travail et des maladies professionnelles à leur prévention et à la réhabilitation de ceux qui ont été frappés. La prévention a toujours été clairement négligée.

Au demeurant, les budgets consacrés à la santé au travail, sont épars et insuffisamment identifiés, ce qui est source d'inefficacité.

Le Rapport des sénateurs Stéphane Artano et Pascale Gruny (voir ci-dessous), indique notamment : « Le coût des accidents de travail, des accidents de trajet et des maladies professionnelles, de 12 milliards d'euros pour la branche des accidents du travail et des maladies professionnelles (AT-MP) en 2018, pèse en outre fortement sur les performances de notre économie : ces évènements et pathologies ont occasionné un total de 58 095 626 journées perdues en 2017, en augmentation, par rapport à 2013, de 11,2% au titre des accidents du travail, de 5,7% au titre des accidents de trajet et de 13,5% au titre des maladies professionnelles. »

2. Des études innombrables.

A.En 2003, un rapport de l'Inspection générale des affaires sociales avait consacré un chapitre entier à « la crise de la médecine du travail » qui, écartelée entre des enjeux économiques et l'emploi, d'une part, et les risques sanitaires, d'autre part, s'était éloignée des préoccupations de santé publique.

Mais le rapport montrait que la crise de la prévention en milieu de travail dépassait largement celle de la seule médecine du travail, mettant en cause les nouvelles formes d'organisation du travail et le sentiment que, dans les entreprises, la fonction « santé et sécurité » était de moins en moins organisée.

B. En 2010, le rapport d'information du sénateur Gérard Dériot intitulé « Le mal-être au travail : passer du diagnostic à l'action » faisait, lui aussi, après des constatations, des préconisations dont la mise en œuvre interpellait les employeurs. En préconisant une augmentation de leurs cotisations à la Sécurité sociale comme mode d'incitation au développement d'une meilleure prévention, ce rapport s'est condamné à l'oubli.

C. La lettre de mission signée du Premier ministre, Edouard Philippe, du 22 janvier 2018, demandait à Charlotte Lecocq une « réflexion sur les voies d'amélioration de notre système de risques professionnels » après avoir souligné, en quelques paragraphes, le caractère très problématique de la situation marquée par des manques et des contradictions :

« Des acteurs nombreux disposent de prérogatives parfois complémentaires, parfois similaires, pour appuyer ou contrôler la prise en compte effective de l'exigence de protection des travailleurs contre les risques professionnels et de promotion de conditions de travail.

Les services de santé au travail ont fait l'objet de plusieurs réformes au cours des dernières années, visant toutes à favoriser une approche pluridisciplinaire de la santé au travail, dans un contexte de désaffection préoccupante de la médecine du travail : en 10 ans, leur nombre a baissé de 30% et aujourd'hui, 754% des médecins du travail ont plus de 55 ans »

Cependant : « le médecin conseil des caisses de sécurité sociale intervient également dans des conditions qui peuvent parfois conduire les entreprises et les salariés à percevoir des contradictions avec la médecine du travail. C'est également le cas des différents corps de contrôle qui vérifient l'application des règles et conseillent les entreprises, salariés et leurs représentants en ce sens entre l'inspection du travail et la caisse d'assurance retraite et de la santé au travail notamment. »

Le caractère confus de ce passage en dit long sur la situation embrouillée du traitement concret des questions ayant trait à la santé au travail.

« Enfin, poursuit la lettre de mission, différents organismes œuvrent dans le domaine de l'appui documentaire, méthodologique, de l'aide à la prévention des risques professionnels. [...] Force est de constater que ce « mille feuilles », cette multitude d'acteurs et d'institutions, ne semble pas ou peu coordonnés entre eux dans l'exercice de leurs missions respectives et souvent éloignées de l'entreprise et de ses salariés. »

Ainsi que le souligne ce Rapport d'août 2018, intitulé « Santé au travail : vers un système simplifié, par une prévention renforcée. » :

les accidents du travail augmentent dans certains secteurs (ceux des aides et soins à la personne) et chez les travailleurs intérimaires. En 2016, 53% des accidents du travail ont été causés par des opérations manuelles et 25% par des chutes. Des lombalgies sont la suite de 20% des accidents du travail ;

après avoir beaucoup augmenté au début du siècle (songeons aux ravages de l'amiante), les maladies professionnelles ont un peu baissé depuis 2012 ;

les affections psychiques (stress, dépression, anxiété...) d'origine professionnelle sont en forte augmentation et débouchent assez souvent sur des troubles physiques.

Même s'il peut avoir des causes partagées, donc ne pas avoir des motifs professionnels pour unique origine, l'absentéisme pour maladie et stress au travail est important, ce qui n'est d'ailleurs pas une spécificité française.

D. Le Sénat a entendu « faire pièce » et a publié, le 2 octobre en 2019, un Rapport d'information « La santé au travail » de deux sénateurs, Stéphane Artano et Pascale Gruny.

°

° °

Ces 2 Rapports parlementaires ne se distinguent guère par les diagnostics qu'ils portent sur le système de santé au travail, car ils sont fondés sur des éléments recueillis auprès des mêmes personnes et institutions :

« Sur les territoires, pour les entreprises, particulièrement dans les TPE et PME, ce système n'est pas lisible, écrit Charlotte Lecoq [...] La politique nationale en matière de santé au travail n'est pas visible parce qu'elle n'est pas portée politiquement de façon forte, interministérielle, dans la continuité et la durée. »

Sous le titre « une organisation d'une complexité redoutable », les sénateurs écrivent : « Le manque de lisibilité du système français de santé au travail obère largement l'efficacité de la politique de prévention des risques professionnels conduite par une multiplicité déconcertante d'acteurs. »

Mais les 2 Rapports se distinguent par un certain nombre de propositions de réformes.

3. Un début d'espérance ?

Une négociation entre patronat et syndicats a abouti, en décembre 2020, à un accord national interprofessionnel (ANI) majoritairement avalisé. Il doit permettre de renforcer la prévention, d'accroître la collaboration entre médecine du travail et médecine de ville.

Mais d'autres sujets importants n'y sont pas traités et relèvent de la loi, en particulier la question de la pénurie de médecins du travail (comment y répondre ?) et la prévention de la désinsertion professionnelle » des salariés atteints, afin qu'ils puissent conserver leur emploi. Une proposition de loi serait en préparation.

Une proposition de loi « pour renforcer la prévention en santé au travail », reprenant cet ANI, et y ajoutant d'autres dispositions, notamment en établissant enfin des relations entre médecine du travail et médecine généraliste, à travers le Dossier médical personnel de chaque travailleur(DMP dont nous verrons au chapitre 19 les difficultés éternelles à voir le jour) a été votée en première lecture à l'Assemblée nationale le 17 février 2021.

Chapitre 14. Le « désarmement » précédant l'épidémie de SRAS-CoV-2.

Chacun a en mémoire le désarroi quand, au milieu du mois de mars 2020, la France est entrée, désarmée, dans une période de « guerre » contre un virus venu de Chine et qui frappait toute l'Europe.

Le Rapport (de 219 pages) de la Mission d'information de l'Assemblée nationale « relative à l'impact, la gestion et les conséquences, dans toutes ses dimensions, de l'épidémie de Coronavirus-Covid 19 », de la fin de 2020, est une source d'analyse approfondie des facteurs qui ont « mis au tapis » une politique de santé publique type.

Toutes préoccupations de prévention ont été balayées par plusieurs Gouvernements successifs conduisant à la situation catastrophique connue au début de 2020. A cette époque, les stocks stratégiques de masques, pour ne parler que d'eux, étaient au niveau les plus bas depuis le début des années 2010 : les masques FFP2, au nombre de 483 millions en 2012 étaient à zéro et les masques chirurgicaux étaient tombés de 1 milliard à 97 millions. Quant aux médicaments antiviraux, leur stock stratégique s'était réduit de 303 millions d'unités à 51. Dans ces deux cas, on avait développé la théorie de « stocks tampon », réduits, sans s'assurer de la possibilité de réapprovisionnements rapides.

La déposition de Xavier Bertrand, qui avait été deux fois ministre en charge de la santé (de 2005 à 2007 et de 2010 à 2012), et qui avait été incapable de positionner un financement pérenne de l'EPRUS lors de sa création (voir le chapitre 6) a vraisemblablement donné les explications les plus pertinentes de la situation :

« Après l'épisode de la grippe H1N1, à l'issue de laquelle Roselyne Bachelot a été injustement vilipendée, y compris [à l'Assemblée nationale], on a eu le sentiment qu'on en avait trop fait et que cela avait coûté bien cher ; on s'est dit que le moment était venu de faire des économies ».

Et encore : « Disons les choses clairement : tout est une question d'argent du début à la fin. Les masques coûtent cher, on ne s'en sert qu'en cas de crise, ils ne sont pas éternels…Une logique d'économies s'est imposée au fil des années, et c'est la pénurie des masques qui a fini par fixer la doctrine publique. S'il y a eu pénurie, c'est parce que les masques, il faut s'en occuper et les acheter. C'est un problème de vigilance et de moyens budgétaires ».

Pour corroborer cette remarque, il faut souligner que l'EPRUS, chargé » de la préparation aux urgences sanitaires avait perdu 10% de son effectif, de 2010 à 2015 et en a perdu autant lors de sa disparition dans la création de Santé publique France. Les économies se font, en France, dans les domaines de la santé, lorsque les dépenses ne bénéficient pas aux professionnels de soins.

Pourtant, on persiste à ne tirer aucune leçon d'une expérience désastreuse.

Le 1er janvier 2021, l'Agence nationale de recherche sur le sida et les hépatites virales (ANRS), créée en 1988 et un consortium de recherche créé en 2013 sous l'égide de l'INSERM, « Reacting », ont fusionné sous le titre « ANRS, maladies infectieuses émergentes » (Covid 198, Zika, Ebola…)

Mais le budget a été fixé à un niveau si bas que les perspectives sont immédiatement apparues sombres aux épidémiologistes de renom qui, dans le quotidien « Le Monde » du 19 janvier 2021 ont ainsi alerté l'opinion : « L'insécurité budgétaire dont souffrira la nouvelle agence sur les maladies infectieuses émergentes, ne peut être que néfaste. , la rendant incapable de répondre aux épidémies à venir ».

Chapitre 15. La faiblesse de l'éducation pour la santé.

C'est un domaine dans lequel quelques apparences sont destinées à masquer une absence de volonté d'action.

Pourtant, l'éducation à la santé touche les problèmes de santé de tous les jours et donnerait aux individus et aux familles une compétence basique pour leur permettre de résoudre par elles-mêmes un certain nombre de problèmes sans avoir à courir après un médecin qui, dans une partie du territoire, fait défaut.

Quand ils bénéficient d'une éducation en santé, les citoyens sortent d'une fonction passive de purs consommateurs de soins pour devenir, à un certain niveau, des « producteurs » de leurs propres soins. Est-ce vraiment cherché ?

1. Le Comité français d'éducation pour la santé (CFES).

En 1972, cette association a été créée principalement comme exécutante d'actions conçues par le ministère de la santé, financée principalement par l'Etat et par l'Assurance maladie avec un budget annuel qui atteignait, en 2000, environ 5,3 millions d'euros, avec un effectif d'une centaine d'agents. au siège et dans le réseau territorial. Celui-ci était composé de quelques 120 Comités régionaux et départementaux d'éducation pour la santé, souvent dirigés et animés par des bénévoles. Mais, progressivement, les Comités se sont « professionnalisés ».

Le CFES a diffusé des messages de prévention sur diverses questions et par divers moyens.

Des campagnes d'information et des supports d'éducation ont été produits dans de nombreux domaines, évolutifs au cours du temps : contre le tabagisme, contre l'alcoolisme, pour la prévention du SIDA, pour de la prévention contre les accidents de la vie courante, contre la menace des drogues, contre l'usage abusif des médicaments, en faveur d'améliorations de la nutrition, en faveur du développement d'activités sportives, etc.

La diffusion des messages eut lieu par différents canaux : par des « spots » télévisuels et radiophoniques, financés par l'Assurance maladie, par la publication d'une revue, « La santé de l'homme », de livres, de brochures et d'affiches et lors de séminaires destinés à des associations ou à des personnes diffusant des éléments de prévention au plus près de la population.

Aucune évaluation n'a pu être faite de l'efficacité des différents modes opératoires qui, pendant 30 ans, ont diffusé des messages de santé publique. Le Président et la Déléguée générale du CFES ont été auditionnés au Sénat, lors de la préparation de ce qui allait devenir la loi du 4 mars 2002, qui a fait disparaître le CFES. De cette audition (qu'on retrouve sur le site du Sénat) il ressort que les modalités de financement, par programmes, empêchaient pratiquement d'évaluer l'impact des actions du CFES, ce qui est malheureusement une réalité française habituelle.

Francis Giraud, sénateur, a fait aussi cette remarque : « Je me suis toujours demandé comment il était possible de limiter des actions dans le cadre d'un ministère de la santé et de ne pas l'étendre, sur un plan structurel, à l'éducation nationale. On voit mal, en effet, une éducation de la santé qui serait dissociée d'un programme plus vaste de formation du citoyen. »

A cette évidence, le Président du CFES a en quelque sorte répondu : « Pour ce qui est des liens avec l'éducation nationale, je constate que le CFES a essayé de trouver des liens, avec peu de succès » et de préciser que le siège réservé à ce ministère au Conseil d'administration du CFES était demeuré vide pendant de nombreuses années.

Ceci est en cohérence avec ce que nous avons souligné, par ailleurs, concernant la décrépitude progressive de la prévention en milieu scolaire.

2. Le Plan national d'éducation pour la santé.

Le gouvernement de Lionel Jospin avait lancé des « Etats généraux de la santé », dont les conclusions rejoignirent des analyses du Haut comité de la santé publique et des « conférences nationales de santé » successives, en faveur du développement de la prévention, fondée notamment sur l'éducation pour la santé, afin que les citoyens acquièrent, tout au long de leur vie des compétences et des moyens leur permettant d'améliorer santé et qualité de vie pour eux et leurs communautés.

La nécessité d'une éducation pour la santé était clairement affirmée, ainsi que ce qui devait être l'une de ses composantes : l'éducation thérapeutique des citoyens, qui doit leur permettre de faire et de suivre, eux-mêmes, une partie de leurs soins, lorsqu'ils sont atteints de certaines maladies.

En 2001, un Plan national d'éducation pour la santé (PNES) a donc été élaboré ; il déclarait que l'éducation pour la santé a pour but l'acquisition, pour chaque citoyen, des compétences et des moyens qui lui permettent de promouvoir sa santé et sa qualité de vie ainsi que celle de la collectivité et qu'elle s'inscrit, par conséquent, dans une pratique de « promotion de la santé ». Ce dernier concept met l'accent sur la nécessité, afin d'améliorer la santé de populations entières, d'agir sur ce qui détermine largement leur santé (conditions de logement, d'alimentation, de déplacements, de travail…), ce qui est bien plus ambitieux que la seule éducation pour la santé.

Le plan comportait une expression « magique » : la nécessité de mettre en place un véritable « service public d'éducation pour la santé », ce qui devait permettre de réaliser plus facilement des « programmes prioritaires de santé publique », à venir, sur différents thèmes : cancer, alcool, nutrition, etc. Ces programmes devaient s'appuyer sur « un réseau structuré de compétences en éducation pour la santé. », à la fois dans le système de soins et dans le système éducatif. En même temps devait se trouver renforcée « la cohérence et la complémentarité » entre prévention et soins, entre actions nationales et actions locales.

Comme si souvent en France, le Plan a été muet sur le financement de ce « Service public », annihilant ainsi tout espoir de le voir se mettre en place. Une « circulaire » ministérielle a ensuite préconisé l'élaboration de « schémas régionaux d'éducation pour la santé » qui se sont perdus dans les sables.

Il fallait cependant trouver un « atterrissage » à ce projet : ce fut la loi du 4 mars 2002.

3. L'Institut national de prévention et d'éducation pour la santé (INPES).

La loi n° 2002-303 du 4 mars 2002, relative aux droits des malades et à la qualité du système de soins, contient un chapitre hétérogène intitulé : « Politique de prévention » qui, pour la première fois, intègre au Code de la santé publique, une définition de la politique de prévention.

La loi instituait un « Comité technique national de prévention » chargé d'« assurer la coordination des actions de prévention et de leur financement » Cette assemblée de 30 membres était d'évidence ingérable.

Elle créait aussi un établissement public d'Etat dénommé : « Institut national de prévention et d'éducation pour la santé » (INPES), chargé :

d'exercer une fonction d'expertise et de conseil en matière de prévention et de promotion de la santé ;

et d'assurer le développement de l'éducation pour la santé, y compris l'éducation thérapeutique, sur l'ensemble du territoire, en tant que mission de service public répondant à des normes quantitatives et qualitatives fixées par décret.

La création de l'INPES s'est accompagnée de la disparition du CFES et a laissé, sans véritable leadership, les Comités, structures d'animation qui recouvraient le territoire. Cette

« coupure », qui s'est poursuivie jusqu'à nos jours, constitue une erreur politique difficilement compréhensible.

Les Comités ont survécu en se regroupant en Fédération nationale d'éducation et de promotion de la santé. Curieusement, son sigle FNES, n'évoque pas la fonction de promotion.

L'INPES diffuse ses informations, pour l'essentiel à ceux qui la lui demandent, par téléphone ou via son site internet, ou par des guides et brochures. Les campagnes d'information par média, qui s'adressent à des gens sans qu'ils aient fait une démarche personnelle pour la requérir, ont été rares.
L'INPES a aussi fourni des éléments spécifiques pour des « acteurs de terrain » : associations, média, responsables de collectivités territoriales et même enseignants.

Le Professeur Hercberg, dans son Rapport déjà cité (au chapitre 11), avait fait une proposition absolument majeure pour tenter de donner à l'INPES un peu plus d'existence, donc de poids dans la vie de la Société. Il avait proposé que l'INPES puisse faire des campagnes de communication gratuites (pour l'institution) sur les chaines de télévision publiques et privées. Aucune suite n'a été donnée par le gouvernement à cette proposition qui eut donné du poids à l'INPES, notamment pour faire face aux mastodontes de la publicité des producteurs et distributeurs. L'ambition s'est bien réduite depuis l'époque des campagnes d'information du CFES.

De même, aucune suite n'a été donnée à d'autres propositions du Professeur Hercberg, qui auraient permis de renforcer l'éducation pour la santé :

éduquer les enfants, pendant les temps périscolaires, à la lecture des systèmes d'information nutritionnelle du PNNS, le « nutriscore ».

fournir les moyens aux structures qui font de l'éducation pour la santé, les moyens d'évaluer les mesures mises en place pour atteindre les objectifs du PNNS.

4. La Fédération Nationale d'Education et de Promotion pour la santé (FNES).

La loi du 27 janvier 2016 a créé un nouvel établissement public dénommé « Agence nationale de santé publique », connu sous l'appellation de « Santé publique France », regroupant, avec l'INPES, l'Etablissement de préparation et de réponse aux urgences sanitaires (EPRUS) et l'Institut de veille sanitaire (InVS). Ses grandes missions ont été précisées dans une Ordonnance du 14 avril 2016. On y trouve ou retrouve la promotion de la santé ainsi que le développement de la prévention et de l'éducation sanitaire. Santé publique France gère des sites thématiques de prévention tels que « mangerbouger.fr » ou « alcool-info-service.fr ».

Mais Santé publique France n'intervient pas directement sur le terrain. La FNES coordonne des « instances régionales d'éducation et de promotion pour la santé » (IREPS). Dans chaque région administrative a été élaboré un programme régional de santé. Les Agences régionales de santé (ARS), dans ce cadre, financent l'essentiel des dépenses des IREPS, qui accompagnent les acteurs de terrain qui sont des collectivités territoriales et des associations. Ainsi, des réalisations s'effectuent à bas bruit à travers :

quelques centaines de contrats locaux de santé, conclus entre les ARS et des collectivités locales ;

des « projets de santé » (éducation pour la santé et éducation thérapeutique...), dans des « maisons de santé pluriprofessionnelles », qui tardent tant à couvrir le territoire national.

°

° °

L'extrême faiblesse de la promotion et de l'éducation à la santé résulte de la focalisation, en France, de tout ce qui concerne la santé, sur les soins.

Les messages de Santé publique France sont rares (on excepte la période exceptionnelle de la pandémie du SRAS CoV 2)

La FNES et les IREPS œuvrent avec un soutien inégal selon les régions.

Sans révolution des esprits, ce n'est pas Santé publique France qui donnera une impulsion majeure à l'éducation pour la santé.

Conclusion. Les nécessaires changements profonds sont refusés.

Pour préparer une loi de santé publique évoquée depuis 2010, le Conseil Economique Social et Environnemental (CESE) adopta, en 2012 (à l'unanimité moins une abstention, ce qui doit être souligné) un Rapport sur « les enjeux de la prévention en matière de santé », caractérisé comme « l'un des défis majeurs d'une politique encore trop centrée sur le curatif ».

Le CESE préconisait de :

sélectionner et hiérarchiser des objectifs évaluables, en quelque sorte à l'opposé de ce qu'avait fait la loi de 2004 ;

sélectionner les stratégies les plus efficientes, ciblant au plus près les populations à risques ;

mettre un pilotage clair assorti des financements nécessaires ;

relayer ces objectifs par des campagnes d'information nationales et locales ;

veiller à ce que le dispositif législatif comporte un volet de prévention dédié aux jeunes.

Comme il n'y a jamais eu d'intérêt fort porté à la prévention, ce Rapport est tombé dans l'oubli, ce qui est le sort habituel des travaux du CESE.

Tablant sur une prochaine loi de santé publique, le Haut conseil pour l'avenir de l'assurance maladie (HCAAM) adopta à l'unanimité, ce qui doit de nouveau être souligné, en juin 2017, un Avis intitulé « Refonder la politique de prévention et de promotion de la santé », qui constitue un véritable manuel, une check-list, pour la mise en place et la réalisation dans la durée de ces politiques, donc en assurant leur financement et en organisant l'évaluation des résultats obtenus pour piloter ces politiques.

Le gouvernement n'a pas cherché à définir une politique d'ensemble de prévention et de promotion de la santé ; ce rapport, aussi, est donc tombé dans l'oubli, ce qui est également le sort habituel des travaux du HCAAM.

Le ministre de la santé, Olivier Véran, ayant clôt le « Ségur de la santé », exercice entièrement consacré aux hôpitaux, en parlant , le 21 juillet 2020, de la nécessité d'une « santé publique forte » et en évoquant un « Ségur de la santé publique », quatre hauts responsables de l'Agence « Santé publique France » ont déroulé un long et dense exposé programmatique, dans un article du quotidien « Le Monde »,du 4 septembre 2020, intitulé « Notre système de santé publique a besoin d'un nouveau souffle ».

On y trouve l'affirmation qu' il est « indispensable aujourd'hui que la santé publique ne soit plus en marge de notre système de santé, en termes de ressources » et que « six grandes catégories de mesures s'imposent pour renforcer la santé publique en France :

développer une politique de prévention beaucoup plus déterminée, dans de nombreux domaines sans lien avec les compétences du ministère de la santé ;

renforcer la protection de l'enfance et de l'adolescence, âges clés pour l'avenir de chacun et la réduction des inégalités sociales de santé ;

structurer le dispositif national d'épidémiologie et notamment « mobiliser le numérique en santé » ;

structurer les expertises nationale et régionale et la recherche en santé ;

former à la santé publique, qui est « avant tout un métier » ;

favoriser l'émergence d' une organisation régionale de santé publique en complément de l'organisation régionale de l'offre de soins, les services de prévention démultipliant leur rôle en s'appuyant sur un tissu associatif, au plus près des populations.

Il n'y a pas eu de « Ségur de la santé publique »

Troisième partie. Le système sanitaire et ses « trous noirs ».

L'analyse de la situation française en ce relatif début de XXIème siècle, peut laisser pantois un observateur qui se préoccuperait du meilleur usage possible des sommes considérables qui sont affectées, en France, à la « santé », comme on a l'habitude de le dire. Et de s'interroger : tout ça pour ça ?

De partout fusent des critiques. Nous l'avons abondamment vu dans la première partie de ce livre, mais il n'y a jamais eu suffisamment de courage politique pour affronter tous les intérêts particuliers qui sont coalisés et s'appuient sur l'acceptation d'une population qui n'a pas une claire conscience de ce qui ne va pas et qui accepte la situation, faute de conceptualiser les avantages qu'elle tirerait de réformes qu'elle ne parvient pas à considérer comme nécessaires.

L'impermanence des soins de proximité conduit les patients, toujours plus impatients, à se précipiter vers des urgences hospitalières, sans qu'un filtre efficace n'oriente les personnes vers des services correspondant vraiment à leurs besoins mais qui, assez souvent, n'existent pas.

Tout ce qui permettrait de mieux diagnostiquer et de mieux traiter a été systématiquement négligé, laissant délibérément une large place à des tâtonnements dans le choix des traitements. Devant les insuffisances, l'idée que tout irait mieux si l'on dépensait plus encore, idée choyée dans certains milieux soignants rencontre sympathie ou indifférence dans une population qui n'imagine pas que l'on puisse faire mieux, éventuellement avec moins, en faisant surtout autrement.

Comment alors s'étonner que la situation sanitaire, en France, soit correcte, sans plus, malgré les efforts financiers et matériels considérables faits par la collectivité, grâce aux impôts et cotisations que payent les citoyens ?

Chapitre 16. La médecine non hospitalière.

Dans un document du ministère de la santé intitulé « Ma Santé 2022 », publié en 2018, qui présente sommairement, quelques nombres caractéristiques de notre système de soins, la Direction générale de l'offre de soins donnait les nombres suivants pour la médecine de ville :

105 872 médecins libéraux (un certain nombre ne travaillant qu'à temps partiel.)

41 788 chirurgiens-dentistes.

22 312 sages-femmes, nombreuses en pratique libérale.

116 800 infirmiers en exercice libéral.

61 250 kinésithérapeutes libéraux

74 489 pharmaciens dont la majorité travaille dans 21 519 officines.

Rapporté à la population totale, ce panorama indique un « tissu médical » assez confortable. Mais ce serait sans tenir compte des réalités de terrain. Ce système est devenu « inadapté » dit le document officiel sus visé ; excès ici, insuffisance là. Il y a de nombreuses années que l'on peut faire ces constatations et qu'on entend la complainte des citoyens qui vivent dans des zones du territoire très pauvres en personnels soignants.

La structure des soins primaires a trop lentement évolué au cours des dernières décennies, rendant son émiettement très mal adapté à la situation démographique et sanitaire actuelle. La moyenne d'âge de la population a beaucoup vieilli et la morbidité s'est profondément transformée, en raison d'avancées médicales spectaculaires : les antibiotiques ont éradiqué ou réduit certaines pathologies, le vieillissement et les conditions de vie ont accru les cancers et d'autres maladies : diabète, obésité, etc. Les pathologies chroniques se sont considérablement développées, nécessitant, pour beaucoup de gens, un éventail de soins face auquel la coordination entre professionnels reste actuellement très insuffisante.

Le patient ne dispose pas d'informations claires et d'usage facile, sur l'ensemble des éléments, y compris les services hospitaliers, de sa zone de vie ; pourtant, c'est à lui que revient la tâche de choisir des praticiens, d'organiser rendez-vous et examens. Ce désordre ne répond absolument pas aux besoins des patients.

Pourtant, malgré de profonds défauts du système de santé, quelques changements ont été esquissés. Si la pratique de la médecine libérale laisse une place prédominante à de petits cabinets ou même à un exercice isolé, avec une répartition territoriale déséquilibrée, il y a maintenant, des maisons de santé et des centres de santé (les différences n'étant pas très explicites), certains employant des personnels salariés et non en exercice libéral ; mais il n'y a pas de vision claire de ce que sont les unes et les autres.

1. Le début des pratiques « regroupées ».

C'est la loi du 13 août 2004 relative à l'Assurance maladie, qui a posé le principe qu'il fallait organiser des parcours de soins coordonnés autour du médecin traitant de chaque patient ; coordonné signifiait que le médecin traitant décide et organise les interventions techniques qu'il juge nécessaires dans les différents lieux où se situent les compétences, au lieu de laisser les patients perdus dans le maquis des institutions et des spécialités. Il s'agit d'accéder de façon ordonnée et non de façon anarchique aux personnes et équipements les plus adéquats pour les soins au bon moment. Il doit en résulter une bien meilleure prise en charge des patients et, au total, de sensibles économies pour l'Assurance maladie.

Depuis, le concept de « soins intégrés » a été développé ; soins et services intégrés incitent à modifier les organisations pour éviter les ruptures et garantir une coordination des interventions.

Le mérite du démarrage du mouvement revient à des acteurs de terrain dès la première décennie du siècle, mais toutes les raideurs du système et, notamment, les « silos » que chaque syndicat professionnel garde, avec les pratiques et les formes de rémunération traditionnelles, ont toujours freiné l'évolution vers l'organisation, à la fois :

de parcours de soins, particulièrement nécessaires pour de nombreuses pathologies ;

et de « territoires de santé » sur lesquels organiser les collaborations de professionnels à profils divers et des organisations (effectuant des soins, ou de nature médico-sociales, ou encore sociales), ajoutant aux soins traditionnels des actions de prévention et d'éducation à la santé.

Les initiatives de terrain, enjambant les structures verticales des syndicats des diverses professions, ont été regroupées dans la « Fédération française des maisons et pôles de santé » (FFMPS), qui s'est ultérieurement transformée en « Avenir des équipes coordonnées en santé » (AVEC Santé).

Dans certains territoires ont été créées des Maisons de santé pluriprofessionnelles (MSP). En 2020, s'il y a environ 1 500 MSP (et 400 en projets), regroupant au moins deux médecins généralistes et quelques professionnels des professions paramédicales, elles ne réunissent cependant qu'environ 15 % des médecins de pratique libérale. Certaines de ces MSP sont multisites, donc avec une coordination sur une aire géographique, et non pas monosites. Il y a aussi des coopérations territoriales au sein d' « équipes de santé primaire ».

Le mouvement est bien lancé, mais il est très loin d'être achevé. Devant la réluctance des syndicats professionnels, les Pouvoirs publics soutiennent-ils suffisamment les initiatives venues du terrain ?

L'Assurance maladie a pris en charge, en versant un « forfait structure », les dépenses engendrées par ce qui est original dans ces MSP : des tâches de coordination et l'élaboration d'un système d'information partagé par tous les professionnels de la MSP, de façon à garantir une cohérence de l'offre en santé pluriprofessionnelle.

Plus de 1 000 MSP bénéficient, au début de 2021, de l'Accord Conventionnel Interprofessionnel (ACI). En 2020, ce sont les

ARS qui « reconnaissent » les MSP et les CPAM (l'Assurance maladie) qui contractualisent l'ACI avec les structures, dès lors qu'elles répondent à quelques critères de base : horaires d'ouverture permettant de larges plages de consultation, un système d'information correspondant à des critères précis et un « projet de santé », ce qui signifie la prise en considération d'objectifs de santé publique dépassant nettement les seuls soins. On peut citer par exemple, le repérage de patients fumeurs avec de brèves interventions auprès de cette « population cible ; un autre exemple est la prise en charge coordonnée des patients insuffisants cardiaques, avec mise au point d'un protocole professionnel l'objectif étant de leur éviter une hospitalisation. C'est une des réponses au nécessaire « dégonflement » des « urgences » dans les hôpitaux.

2.La timide amorce des coopérations « médecine de ville-hôpital ».

Certains parcours de soins, pour des maladies chroniques répandues (par exemples : le diabète, l'hypertension artérielle, le surpoids, les troubles mnésiques, les syndromes anxiodépressifs, la souffrance au travail …) peuvent s'effectuer au sein d'une MSP, mais pas d'autres, nécessitant des interventions plus complexes, plus diverses, en particulier quand le médical se mêle au social (maintien à domicile avec nécessité d'aides multiples) ou quand les patients sont atteints de maladies nécessitant des traitements réguliers à l'hôpital (chimiothérapie, dyalise…); il faut alors faire appel à des structures hospitalières. Pour rompre les barrières qui séparent les structures hospitalières et médico-sociales des structures de soins primaires, il peut paraître opportun de constituer des « Communautés professionnelles territoriales de santé » CTPS)

La nécessité de créer des collaborations existe depuis toujours, mais la notion de CTPS a émergé très récemment. Une CTPS ne peut se priver d'inclure les organisations territoriales qui se trouvent sur le parcours de santé des usagers, avec notamment les services hospitaliers, les associations d'usagers, les organisations du domaine social et médico-social… mais les syndicats professionnels y rechignent, freinant ainsi le mouvement.

Peu de CPTS fonctionnent au début de 2021 (une trentaine au maximum). On remarque que ces CTPS à haut niveau de structuration ont toutes l'appui d'au moins une MSP située en leur sein. La présence de ces équipes pluriprofessionnelles de proximité pour assurer une dynamique collaborative sur les territoires, est une opportunité ; cela amène une garantie de fonctionnement et de qualité des CTPS. Dès lors, pourquoi les ARS ne profitent-elles pas de ces équipes pluriprofessionnelles coordonnées de proximité pour susciter la création de CTPS ? Le moteur de la dynamique collaborative territoriale ne se trouverait-il pas au travers des fédérations régionales, adhérentes d' « AVEC Santé » accompagnées par la Fédération nationale AVEC Santé ?

3. La mauvaise répartition géographique des médecins.

La situation est telle que, dans de vastes parties du territoire, les citoyens sont insuffisamment pris en charge par la médecine non hospitalière, cependant que dans d'autres zones leur santé peut pâtir d' « excès de soins » consécutive à une densité excessive de professionnels.

A. Les « congestions. »

La liberté d'installation des médecins avec, en outre l'assurance d'un « conventionnement » et même la possibilité de dépasser le niveau des honoraires de base en choisissant le « secteur 2 », a conduit à ce que des zones du territoire sont excessivement dotées en médecins, généralistes comme spécialistes, là où il fait bon vivre, pour les médecins comme d'autres couches de la population (les retraités, par exemple).

Ceci a évidemment pour conséquences, puisqu'il faut bien qu'ils vivent : une multiplication des consultations et des actes de toutes sortes, y compris chirurgicaux, dont beaucoup d'inutiles et même dangereux, si l'on prend le point de vue des patients et non pas celui des professionnels.

Les charges financières qui pèsent sur les comptes de l'Assurance maladie et sur les particuliers sont tout à fait excessives par rapport à une qualité normale des soins, qui seraient respectueux des recommandations de « bonnes pratiques » de la HAS, lorsqu'elles existent.

B. Les « déserts ».

Dans un dossier méthodologique de 2017 intitulé « Déserts médicaux ; comment les définir ? », la Direction de la recherche, des études, de l'évaluation et des statistiques (DREES) du linistère de la santé, a analysé ce problème aux multiples facettes. Les inégalités sont complexes à mesurer car l'accessibilité dépend tout à la fois des distances à parcourir, pour rencontrer quel type de médecin (un généraliste ? un spécialiste, de quelle spécialité ?), par quel moyen (faut-il disposer d'une voiture ?), étant entendu que l'âge du patient est aussi un élément de ressenti du « désert »

Cela étant, le phénomène est suffisamment général et depuis suffisamment de temps pour être devenu un élément majeur du dysfonctionnement de l'appareil sanitaire français, sinon même le premier. Il constitue une cause importante des inégalités territoriales de santé. Comme le reconnait, après tant d'autres, « Ma Santé2022 », il y a des problèmes d'accès aux soins dans certains territoires : difficulté de trouver un « médecin traitant », difficulté à obtenir un rendez-vous dans les 48 heures, difficulté de trouver des spécialistes.

Les alertes avaient fusé, au moins depuis la fin du XX ème siècle, de toutes parts et de tous les horizons politiques. En voici quelques exemples parmi bien d'autres :

En 2011, la Cour des comptes, à l'issue d'une observation intitulée « La répartition territoriale des médecins libéraux », relevant l'inexistence (qui est bel et bien mise en œuvre dans des pays étrangers !) de toute régulation visant à réaliser un équilibre géographique satisfaisant, avait recommandé d'adopter des mesures de dissuasion financière à certaines installations et estimait qu'il ne fallait pas exclure de procéder à des conventionnements sélectifs par l'Assurance maladie. Une telle mesure signifierait que des médecins s'installant dans des zones sur-dotées (sauf remplacement d'un médecin partant), pourraient se voir refuser une convention avec l'Assurance maladie, ce qui rendrait impossible la prise en charge des consultations. De ce fait, les médecins seraient incités à s'installer là où on en a besoin et où ils seraient conventionnés par l'Assurance maladie.

En 2013, les sénateurs Hervé Maurey et Luc Ficher firent adopter à l'unanimité (soulignons-le), par la Commission du développement durable, des infrastructures, de l'équipement et de l'aménagement du territoire du Sénat, un Rapport du groupe de travail « Présence médicale sur l'ensemble du territoire », intitulé « Déserts médicaux ; agir vraiment » débouchant sur de nombreuses propositions pour remédier à ce qu'ils estimaient « inacceptable », parmi lesquelles :

instaurer un conventionnement sélectif en fonction des zones d'installation,

obliger les médecins spécialistes, à la fin de leurs études, à exercer pendant 2 ans là où des manques sont identifiés par les ARS ,

et informer les nouveaux étudiants en médecine que les généralistes pourraient être astreints à une obligation d'exercer en zone sous-dotée, si la situation insatisfaisante perdurait.

Un service public médical semblait pouvoir s'esquisser.

En 2017, le Conseil économique, social et environnemental a consacré, sous la conduite de Sylvie Castagne professeur d'hématologie clinique et de Yann Lasnier, un Avis (adopté par 131 voix sur 167 mais seulement 10 oppositions) consacré aux « déserts médicaux » avec de très nombreuses préconisations constituant, ensemble, une remarquable solution au problème.

On peut s'étonner que des dispositions recueillant une telle adhésion (lorsqu'elles sont exprimées dans un cadre qui n'engage personne et où l'on peut donc voter sans que cela engage à quoi que ce soit) n'aient jamais trouvé d'expression dans l'une ou l'autre des lois que vote le Parlement, en particulier dans les lois annuelles de financement de la Sécurité sociale. (occasion où le vote engage vraiment ceux qui l'émettent).

Hervé Maurey a donné lui-même la réponse, dans une déclaration au quotidien « La Croix », le 3 juin 2016 : « Je comprends aussi [que les médecins] vivent mal la possible remise en cause de leur liberté d'installation. Mais au bout d'un moment, la notion d'intérêt général va s'imposer, car il n'est pas possible de n'avoir que des droits et aucun devoir. Le problème est qu'on manque de courage politique face à ce problème. »

Ainsi, pour éviter des mesures nécessaires mais honnies par les organisations médicales, des sortes de solutions partielles ont-été mises en œuvre, avec des « méthodes douces » impliquant assez souvent des financements de la part des communes cherchant à tout prix à attirer vers elles des médecins, tels que le versement de primes et autres aides à l'installation. Ce fut aussi le démarrage des « maisons de santé », à partir de la loi HPST de 2009. Mais la télémédecine, technique d'aide dans de telles situations a été quasiment ignorée.

Le moment du courage politique n'a pas encore sonné. Témoin du refus de « prendre le taureau par les cornes » la réponse d'Agnès Buzyn, alors ministre en charge de la Santé, à des maires ruraux qui voulaient que soit instituée une régulation contraignante de l'installation des médecins sur le territoire : « Arrêtez de faire croire que la coercition marche ; on vous fait croire des sornettes […] ; c'est de la démagogie pure et simple. »

C. Installations et richesse locale.

Rien n'a changé depuis que Didier Tabuteau, spécialiste reconnu des questions d'organisation sanitaire a écrit en 2004 (« Les tribunes de la santé » n°4). Les médecins de ville peuvent se déployer indépendamment des besoins de la population, déserter les zones isolées ou déshéritées, se concentrer dans le secteur où le pouvoir d'achat est le plus élevé […] Le payement à l'acte demeure sacralisé dans le système français. Même si la plupart des pays européens ont imaginé et pratiquent d'autres modes de rémunération pour leurs professionnels libéraux, le débat reste, en France, embryonnaire sur l'institution, dans certains cas, de financements forfaitisés de l'activité médicale. »

En effet l'Assurance maladie attribue une rémunération de base pour une consultation (le médecin est alors en « secteur » 1) et la prend en charge. Mais, depuis des dizaines d'années, des dépassements d'honoraires ont été admis et des praticiens se trouvent alors en « secteur 2 », la prise en charge financière de l'Assurance maladie se limitant à la rémunération de base. Notons bien qu'il n'y a aucune contrepartie qualitative à cette situation ; elle ne signifie, en rien, que le patient sera mieux pris en charge, mieux soigné. Voila un domaine où aucun lien n'est revendiqué entre prix et qualité.

Cette situation permet de profiter au mieux d'une clientèle capable de payer plus cher. Elle a des conséquences sur les densités moyennes de médecins, en particulier de spécialistes. La densité des spécialistes correspond grosso modo à la gradation de la richesse territoriale. L'exercice peut être effectué, par exemple entre les quartiers de Paris ou entre les Hauts de Seine et la Seine Saint Denis.

A une question sur la pertinence des soins, Agnès Buzin, dans un article du journal « Libération » du 12 décembre 2017, disait : « 20, 25,30 % d'actes non pertinents : les taux varient, mais interrogez n'importe quel médecin, il sait qu'un certain nombre sont inutiles, redondants et pourtant facturés et remboursés. Nous ne pouvons plus nous le permettre. Des opérations chirurgicales ne devraient pas avoir lieu. Quand vous regardez les pratiques en cardiologie, vous voyez des différences entre certaines villes, entre certains départements, qui n'ont pas de sens. »

°

° °

Ainsi, rien n'a permis de régler le drame des déserts médicaux ; des zones à capacité de soins excessives, inutiles et parfois nuisibles, toujours coûteux, contrastent avec des zones à capacités insuffisantes de soins. Dans les deux cas, on est loin d'un optimum souhaitable pour que la population soit bien soignée. L'injustice est flagrante et aucune complainte n'a pu conduire à bouleverser les intérêts de caste dansl'intérêt général.

Chapitre 17. Des « aiguillages » défaillants.

Nombre de problèmes du système de soins résident dans l'insuffisante fluidité entre ses secteurs cloisonnés : la médecine de proximité, dite « de ville », la médecine d'institutions dite « hospitalière » (et le domaine médico-social, mais il n'en sera peu question ici).

1. La permanence toute théorique des soins de proximité.

L'obligation de « garde médicale » par les généralistes a disparu du Code de déontologie médicale, en 2003. Jusqu'alors, les médecins libéraux étaient astreints à des gardes, aussi utiles à la population que lourdes pour les conditions de vie des praticiens ; on comprend qu'ils aient voulu y mettre fin. Mais aucune organisation véritable n'a été mise en place pour assurer une mission de service public assumée, en partie, par la médecine libérale. Et aucun pouvoir n'a eu la force de l'imposer.

La difficulté d'obtenir des rendez-vous, non programmés à l'avance, conduit à s'adresser aux structures qui ne ferment pas : aux hôpitaux.

A été institutionnalisée la « permanence des soins ambulatoires » (PDSA). Pour répondre aux besoins de soins non programmés (c'est-à-dire non planifiés à l'avance), des services sont ouverts pendant les heures de fermeture habituelle des cabinets médicaux et centres de santé. Cela ne constitue donc pas un service permanent d'orientation des patients. Les « maisons médicales de garde », lorsqu'elles existent, font partie de cette PDSA.

Mais ces services ne sont pas ouverts en permanence.

2. Bref détour vers l'Europe de nord.

Les pays d'Europe du nord (Suède Norvège et Finlande) connaissent des situations démographiques plus accentuées encore que celle de la France avec une concentration de population dans quelques villes (un quart de la population suédoise vit dans l'agglomération de Stockholm) et de vastes espaces où les densités démographiques sont très faibles. En Suède, par exemple, la couverture médicale du pays est structurée dans les 290 communes du pays (à la même échelle, il y aurait, en France, environ 2 000 et non pas 34 500 communes), où se situent un centre de santé primaire (majoritairement publics mais aussi privés), dont les professionnels de santé sont salariés. Ces centres regroupent des médecins, des infirmières et infirmiers et d'autres professionnels de santé (pédiatre, gynécologue, kinésithérapeute…)

L'accès au système de santé et de soins est géré par un site internet qui permet d'avoir des conseils en ligne, d'avoir la géolocalisation des acteurs de santé du pays, que l'on peut joindre par courriel ou téléphone. Lorsque le contact est établi, généralement avec une infirmière, celle-ci donne des conseils en fonction de ce que dit l'appelant et propose éventuellement une consultation médicale. Tant pour des diagnostics que pour des traitements, la télémédecine est très développée depuis longtemps, de même que la télésurveillance pour les personnes dépendantes.

Tous les renseignements sont également donnés en anglais, ce qui sert directement nombre d'étrangers.

Ce n'est que si l'état du malade le nécessite qu'il est adressé à un service hospitalier. Le centre de soins, s'il le juge utile, envoie alors une ambulance à domicile pour le conduire à l'hôpital.

Dans un pays qui consacre une part de sa richesse nationale à « la santé », tout à fait comparable à celle de la France, ce sont des soins ambulatoires, de proximité, avec un large usage des télécommunications qui ont été privilégiés. Le nombre de lits d'hospitalisation est deux fois inférieur, par habitant à ce qu'il est en France et les hôpitaux suédois ne sont pas submergés par des urgences (ces remarques, comme toutes celles de ce livre, ne font pas état des circonstances tout à fait atypiques dues au SRAS-CoV-2°.

3. La confusion entrave la bonne orientation des patients.

Revenons maintenant à la France.

L'année 2019 (pré SRAS CoV2) a été marquée par une crise aigüe des services d'urgence des hôpitaux publics « débordés ».

Des personnes s'y présentent quotidiennement, à toute heure du jour et de la nuit. La fréquentation de ces services a atteint 21,4 millions de passages en 2017, marquant un doublement depuis une vingtaine d'années. « Je vais mettre de l'argent dans des solutions pérennes, re structurantes, qui vont régler le problème des urgences sur le long terme » déclarait Agnès Buzyn le 8 septembre 2019.

Parmi les solutions, elle avançait l'idée d'un numéro de téléphone unique pour les secours médicaux, un service d'accès aux soins qui devrait être mis en place d'ici à l'été 2019, l'objectif de ce service, accessible par téléphone ou par internet, étant de « répondre à toute heure à la demande de soins des Français ». Mais n'est-ce pas précisément le rôle du numéro 15, celui du Service d'accès médical aux soins ? L'appel au SAMU est censé déboucher sur un conseil, sur l'organisation d'un rendez-vous médical ou de télémédecine dans les 24 heures, ou sur l'envoi d'un véhicule médicalisé conduisant à un service d'urgence. Qu'est ce qui ne fonctionne donc pas dans ce système théoriquement bien conçu ?

Guy Vallancien, chirurgien, membre de l'académie de médecine, écrivait dans l'hebdomadaire « Le Point » du 15 avril 2019, intitulé « Urgence aux urgences ! » : « L'encombrement des urgences hospitalières est devenu, dans certains cas, une véritable honte nationale ». L'analyse des causes le conduisait, au-delà du constat que nous vivons dans une « société de l'immédiateté », à dire que la demande immédiate de soin, même non urgent, est la conséquence de : « l'absence d'une organisation coordonnée de la prise en charge des patients sujets à une situation aigue imprévue : médecine de ville débordée, peu de services d'urgence dans les cliniques privées, la puissance publique privilégiant l'hôpital dont les recettes dues à cette activité sont lucratives, pouvant aller jusqu'à 20% du budget annuel d'un établissement. »

Et il accompagnait son diagnostic de préconisations : autoriser des infirmiers libéraux à pouvoir intervenir, dans des limites précises, après un appel au 15 ; dégager une plage d'activité de médecins libéraux pour répondre aux urgences, organiser une prise en charge d'urgences au sein des Communautés territoriales professionnelles de santé (CTPS)

Le désordre résulte de l'incapacité de l'Etat à trancher entre des intérêts divergents et de faire émerger une solution d'intérêt général Les personnes qui veulent appeler pour ce qu'elles ressentent comme une urgence sanitaire, n'ont pas de numéro de téléphone unique pour s'adresser à un système unique d'orientation. Les citoyens appellent le 15, correspondant au Service d'Aide Médicale Urgent (SAMU), mais aussi le 18 (les pompiers), mais aussi le 17 (de « police secours), mais aussi le 116 117, numéro que la Commission européenne a réservé, depuis 2009, pour un accès à un service médical hors urgences, mais aussi les numéros de SOS Médecins.

Si le SAMU 15 est théoriquement le « chef d'orchestre » des secours que demandent les personnes, un appel arrivant au 18 provoque cependant souvent le départ d'une équipe de pompiers (qui rend compte du bilan d'intervention au SAMU) ; lorsque l'appel arrive au 15, le médecin régulateur peut alerter un Service mobile d'urgence et de réanimation (SMUR) ou les pompiers ou une entreprise privée.

Ainsi que l'écrit la Cour des comptes dans son Rapport public annuel 2019 : «La multiplication des numéros d'appel (15, 17, 18 116 117, numéros SOS médecins) déjà soulignée par la Cour en 2014, reste source de confusion pour la population. Ceci explique en partie les échecs d'une véritable régulation médicale des urgences, notamment aux horaires de la PSDA, malgré plusieurs expériences réussies de participation à la régulation par des professionnels libéraux dans les centres 15.

La mise en place d'un numéro national spécifiquement consacré à la PSDA, le 116 117, a été envisagé par les pouvoirs publics et un début d'expérimentation a eu lieu dans trois régions [...] A ce jour, l'extension de ce projet est cependant suspendue [...] Les positions des acteurs restent contrastées : la piste d'un seul numéro, le 15, pour tous les appels ayant trait à la santé, privilégiée par la mission confiée à M. Thomas Mesnier, député de la Charente, suscite l'hostilité des médecins libéraux, opposés à l'idée de voir disparaître le 116 117 ou les autres numéros de la PSDA, le numéro de SOS Médecins, etc. »

Pour masquer son incapacité à trancher un problème majeur, l'Etat, après avoir demandé en 2018 à ce député, Thomas Mesnier, un rapport qui s'est intitulé « Assurer le premier accès aux soins : organiser les soins non programmés dans les territoires » lui en a demandé un autre, en collaboration avec le Professeur Pierre Carli, qui a été remis en 2019, intitulé « Pour un pacte de refondation des urgences ».

Deux éminents chefs de services des urgences dans de grands hôpitaux, Philippe Juvin et Mathias Wargon, dans un article du quotidien Le Monde » du 28 avril 2020, intitulé « Nous urgentistes ne subirons plus », ont écrit : « A l'avenir, et sauf urgence vitale, personne ne devrait pouvoir se présenter dans un service d'urgence sans l'accord préalable d'une plate-forme téléphonique ou numérique. Un professionnel de santé jugera au téléphone de la gravité du cas. Il autorisera le patient à aller aux urgences ou lui proposera une autre solution (plate-forme de consultation sans rendez-vous avec un professionnel libéral ou non, conseil...). Un tel système fonctionne avec succès ailleurs en Europe ». C'est qu'on y sait faire plier les intérêts particuliers devant l'intérêt général.

Remarquez, lecteurs, comment, en France, l'Etat peut renoncer à faire prévaloir la raison et l'intérêt majoritaire, sinon général, par crainte des intérêts fractionnels qui se jouent de l'intérêt général ; et les pompiers (mais ils ne sont pas les seuls), constituent un Etat dans l'Etat.

Chapitre 18. Les hôpitaux.

Il y a plusieurs sortes d'hôpitaux en France, dont le fonctionnement est financé par l'Assurance maladie :

les hôpitaux publics, très divers : Centres hospitaliers universitaires (CHU), centres hospitaliers généraux et établissements spécialisés ;

des cliniques, parfois dénommées hôpitaux privés, détenus par des capitaux privés, qui doivent dégager des profits pour leurs détenteurs ;

et des établissements à statuts divers, qu'on peut classer « intermédiaires », généralement sans but lucratif mais dont les méthodes de gestion s'apparentent à celles du secteur privé.

Ces distinctions sont importantes lorsque l'on parle, par simplification, du système hospitalier.

Les séjours en médecine, chirurgie et obstétrique sont ainsi répartis, en 2020, entre ces trois catégories :56% dans les hôpitaux publics,34% dans les établissements privés et 10% dans les autres types d' établissements.

Selon « Ma Santé 2022 », il y avait, en septembre 2018 :

3 088 établissements hospitaliers, avec une capacité de 408 245 lits,

645 structures d'urgence et 95 spécifiquement pédiatriques,

dans lesquels travaillent de nombreux médecins, infirmier(e)s, comme indiqué antérieurement,

et 390 000aides soignant(e)s.

1. La nécessaire restructuration du maillage hospitalier.

Depuis fort longtemps, les évolutions techniques de nombreux soins ont permis de réduire considérablement la durée d'hospitalisation lors de nombreuses affections.

Le mouvement de fermeture de lits d'hospitalisation, dans divers pays étrangers a nettement précédé ce qui s'est passé en France, en raison de phénomènes déjà évoqués : refus de responsables politiques et de représentants de travailleurs, au nom des soins de proximité et de l'emploi. Le mouvement de fermeture de lits, de services et de regroupement d'établissements a donc pris du retard par rapport à ce qui était nécessaire, pour la qualité même de nombre de soins techniques et pour réaffecter des moyens, humains ou financiers à d'autres domaines.

Entre 2004 et 2014, 10 000 lits ont été fermés, ce qui correspondait à 30% de l'ensemble. Et pourtant, la chirurgie ambulatoire, qui permet à un patient de sortir de l'hôpital le jour même de l'intervention, avait pris un grand retard en France. En 2013, 43 % des interventions avaient lieu dans la journée contre presque le double aux USA. En 2014, la Fédération hospitalière de France (FHF) préconisait encore la fermeture de petits hôpitaux (200 environ), à la fois pour des raisons de qualité des soins et pour générer des économies. Par contre, le vieillissement de la population nécessite plus de lits en médecine, mais pour des interventions très différentes.

Les gains d'efficience, qui sont recherchés depuis des années dans les hôpitaux, se sont très souvent traduits par une intensification du travail des personnels, générant et justifiant des mouvements contestataires.

Le fossé qui sépare, en France, l'ensemble des « soins de proximité » de « l'hôpital », avec une prédominance accordée et reconnue de ce dernier, même lorsque ses moyens sont disproportionnés aux prises en charge qu'on lui demande, sans suffisamment de coordination et de passerelles avec d'autres structures plus adaptées aux problèmes à résoudre et moins coûteuses, est un défaut majeur des soins français, dénoncé de longue date et qui demeure pourtant difficile à réformer. C'est ce que l'on appelle « l'hospitalo-centrisme ».

La loi de janvier 2016 contient un dispositif essentiel qui annonce une réorganisation importante de la carte hospitalière. 850 hôpitaux publics devraient rejoindre chacun l'un des Groupements hospitaliers de territoires (G H T). Ces G H T, de tailles très diverses, doivent regrouper un nombre variable d'établissements, dans des bassins de vie. En leur sein doivent se développer des coopérations et des mutualisations de services) particulièrement des services médico-techniques (imagerie, laboratoires de biologie, pharmacie), devant générer un meilleur fonctionnement et des économies d'échelle.

Ainsi que le déclarait Marisol Touraine, ministre de la santé, le 29 juin 2016 : c'est une véritable révolution pour nos hôpitaux en matière d'offre de soins, de présence hospitalière sur le territoire ; il y aura un avant et un après ». Repenser l'offre de soins hospitaliers implique que l'on fasse disparaitre les « doublons », qu'on reconvertisse des services vers d'autres activités. A terme, les territoires devraient coordonner les soins entre structure centrale autour de laquelle graviteraient d'autres établissements ayant des niveaux moins pointus pour d'autres prises en charge.

Témoin du bien-fondé de cette réforme, Frédéric Valletoux, président de la FHF déclarait en 2016, à son sujet : « Ce n'est pas forcément un dessaisissement des petits hôpitaux au profit des plus grands ; la ressource médicale va être partagée. » Et Claude Lercher, président de M. G. France, syndicat de médecins généralistes, déclarait, la même année : « La G H T, c'est un outil intelligent de restructuration des hôpitaux. »

Confortant cette réforme, Agnès Buzin déclarait au journal « Libération », dans un article déjà cité, qu'elle entendait la poursuivre : « De vrais défis nous attendent, notamment sur la pertinence des soins et une restructuration de nos hôpitaux est indispensable. [...] Sur la santé et l'hôpital, je ne dis pas qu'il n'y a pas besoin d'argent, mais nous sommes arrivés au bout d'une histoire et d'un système. Par exemple, avec la tarification à l'activité, le T2A : ce système a fait croire à l'hôpital public qu'il devait se concentrer sur des activités rentables. [...] Il faut changer la place de l'hôpital public dans notre système. {...] Créer des G T H était une bonne idée ; il faut poursuivre car cela va nous permettre de mieux organiser les filières de soins, en faisant en sorte que les établissements ne soient pas en concurrence mais complémentaires les uns des autres.

Aujourd'hui, il faut qu'ils se répartissent les tâches, regrouper les plateaux techniques plutôt que de les disperser. »

2. La pandémie de 2020, révélatrice de maux profonds.

La pandémie de SARS CoV2 a fait exploser une situation qui couvait de longue date, ou plutôt, un ensemble d'insatisfactions agrégées, qui s'étaient exprimées, bien avant, par des manifestations et des grèves.

Les premières remontent à la loi de 2009, comme nous l'avons vu au chapitre 7. Cette loi a engagé une réforme de la gouvernance des établissements désormais dirigés par le directeur, associé aux soignants (aurait-on pu imaginer qu'il en soit autrement ?), qui a été vécue comme une perte d'influence de la communauté soignante sur l'organisation et la qualité des soins. Ceci traduit la difficulté du corps médical, avant tout, mais aussi des autres soignants, d'admettre des limites financières à leurs activités.

Les autres ont des causes moins précisément datées :

1°/ En introduisant assez largement (mais pas pour toutes les activités) une tarification des activités hospitalières (complexe et donc fort obscure), la « T2A » a conduit à multiplier les actes techniques pour des motifs financiers (ici gît une partie des actes inutiles) ; en même temps, elle est ressentie comme entravant les relations soignants-soignés du fait d'une accélération des rythmes de travail.

Avant son départ du ministère, Agnès Buzyn avait envisagé de réformer le financement des hôpitaux. Des travaux préparatoires avaient été effectués par un groupe de travail sous la direction du directeur de la DREES.

2°/ La réduction du nombre de lits d'hospitalisation. Pendant des décennies, un mouvement profond a freiné l'évolution vers la chirurgie ambulatoire, ce qui permettait de garder ouverts des lits et des personnels, des combats pour l'emploi justifiant un suréquipement durable ; les traces d'amertume restent profondes ;

3°/ Les personnels soignants non médecins ont de longue date été sous rémunérés de façon importa te, si on les compare à leurs collègues de nombre de pays européens ;

4°/ Les économies imposées aux hôpitaux (et non à la médecine libérale de ville). Le simili budget annuel qu'est l'ONDAM fixe des masses budgétaires théoriques (puisqu'elles sont indicatives et non limitatives), mais elles ont plus freiné les dépenses des hôpitaux que de la médecine de ville.

Ces recherches d'économies se sont assez souvent traduites par des renoncements à des investissements ainsi qu'à des obstacles opposés à des demandes de dépenses, mal vécus psychologiquement et, dans bien des cas, contraignant à des changements de pratiques, souvent considérés comme dégradant la qualité tant du travail que des soins. Ainsi, il y a eu une intensification du travail (due à des restructurations de services, à des absences de personnels sans remplacements…) et à la déplorable mise en œuvre des 35 heures (sans annualisation des horaires de travail), même si les effectifs hospitaliers ont augmenté au cours de la dernière décennie. C'est ainsi que les intérêts moraux et matériels de personnels et de patients peuvent se trouver fédérés.

4°/ Et le refus d'organiser le flux des arrivées aux urgences.

3. L'embolie des services d'urgence, très coûteuse pour la collectivité.

Il y a plusieurs raisons à cette « embolie » que l'on déplore depuis des années sans jamais avoir construit de parade. La fréquentation des services des urgences a progressé sous l'effet de plusieurs paramètres :

le consumérisme. De plus en plus de personnes ne supportent pas d'attendre un minimum de temps lorsqu'elles ont le moindre problème de santé et veulent une réponse « d'urgence » ;

la gratuité pour les patients ;

la faible densité des médecins généralistes sur certains territoires. L'engorgement des urgences est en partie le résultat des difficultés ou impossibilités de contacter un médecin ;

le désir de trouver un lieu où sont réunis les différents moyens d'investigation fréquemment utilisés pour effectuer un diagnostic et amorcer un traitement,

l'âge de la population. Le vieillissement entraine une croissance des maux et de la nécessité de les traiter et les urgences sont d'autant plus sollicitées que la permanence des soins est moins assurée là où vit cette population. Nombre de personnes âgées, même vivant en EHPAD médicalisé, sont également souvent dirigées vers ces services lorsque les médecins libéraux ne sont pas atteignables.

Les citoyens sont donc dirigés ou se dirigent vers l'un des quelques 614 (chiffre de 2016) services d'urgence dont les 4/5 èmes en hôpitaux publics.

En 2019, la Cour des comptes a intitulé un chapitre de son Rapport public annuel « Les urgences hospitalières : des services toujours plus sollicités ». Le nombre de passages dans ces services est passé de 18,4 millions en 2012 à 21,2 millions en 2016. L'estimation du nombre de passages évitables est sujet à caution mais, sur des bases solides, elle écrit (p215) : « Il est ainsi permis de considérer qu'environ 20% des patients actuels des urgences hospitalières ne devraient pas fréquenter ces structures, et qu'une médecine de ville mieux organisée et dotée d'outils idoines devrait pouvoir accueillir une proportion plus importante de ces patients ».

En outre diverses remarques ont une importance majeure sur les comptes de l'Assurance maladie :

du fait même de la surcharge de ces services, l'insuffisance du personnel régulier conduit à « une hausse exponentielle du recours à l'intérim dans les services d'urgence hospitaliers publics », qui peut atteindre des coûts à la journée de 1300 euros nets et à 2000 euros nets pour 24 heures.

la tarification complexe, écrit la Cour « ne favorise pas la coopération ville-hôpital » ; elle incite à l'activité au lieu d'encourager les efforts de régulation : « Dans le cadre actuel du financement des structures d'urgence, la croissance du nombre de passages permet aux établissements de dynamiser leurs recettes alors que le report d'une partie des passages évitables sur la médecine de ville, porteur d'économies pour l'assurance maladie, est financièrement pénalisant pour eux ». (p 221)

le cadre des transports sanitaires devrait être assoupli pour transporter les patients de leur domicile jusqu'aux lieux de consultation non programmée, ce qui devrait se développer à l'avenir si des réformes sont enfin réalisées.

En 2017, la Commission des affaires sociales du Sénat avait adopté un rapport d'information de Laurence Cohen, Catherine Génisson et René-Paul Savary intitulé « Les urgences hospitalières, miroir des dysfonctionnements de notre système de santé », dont les observations sont du même type.

D'où la conclusion de l'étude déjà citée de la Cour des comptes (p 224 et suivantes), c'est qu'il faut accélérer les réformes pour favoriser la variété des réponses aux soins urgents sur les territoires.

Chapitre 19. L'extrême faiblesse des outils d'optimisation des soins.

Quel que soit le lieu des soins, il est important que ceux-ci soient réalisés :

en tenant le plus grand compte de l'histoire du patient et des soins qu'il a déjà reçus ainsi que des prescriptions qu'il suit.

en tenant compte des connaissances que l'on peut avoir des meilleurs traitements possibles.

On en est fort loin et cela est à la fois très fâcheux pour les citoyens et pour les finances collectives, celles de l'Assurance maladie.

Gilles Johanet, qui fut directeur de la CNAM puis Procureur général près la Cour des comptes, dans un article intitulé « Les pouvoirs de blocage dans le monde de la santé ; un monde du fait sans acteur au fait », a écrit : « L'opposition d'une majorité de représentants de médecins à la maîtrise des dépenses en est une des manifestations les plus fortes de ces vingt dernières années. » (« Les tribunes de la santé » N°1 ; 2003).

On va faire la démonstration que c'est aussi une réalité des dix-huit années suivantes. Les « gâchis » sont consubstantiels au système actuel de soins français. C'est par eux que nous allons commencer.

Première partie. Des charges abusives constamment relevées par la Cour des comptes.

Les Français, fortement influencés par le monde des professions et entreprises de soins, sont des « enfants gâtés », dans tous les sens du terme, de la médecine. Rien n'a pu y faire vraiment, jusqu'ici, pour tempérer leur consommation de soins. Aucune responsabilisation des citoyens-patients n'a vraiment été tentée et n'a par conséquent fonctionné. La disparition de l'affichage des prix sur les boites de médicaments a achevé de déresponsabiliser les clients qui ne payent rien ou si peu.

Et les professionnels de soins, sans les boussoles d'un DMP depuis vingt ans dans les limbes, n'ont aucune incitation à contrôler leurs prescriptions car ils ne souhaitent pas réduire leur liberté de prescrire.

La Cour des comptes est l'une des institutions qui procède à l'analyse des politiques publiques (ce n'est pas la seule) et qui publie chaque année ses analyses et préconisations d'améliorations dans plusieurs types de « rapports », notamment : les Rapports publics annuels (mentionnés ici par RP et leur date), les Rapports sur l'exécution des lois de financement de la sécurité sociale (mentionnes ici par RSS et leur date) et par des Rapports publics particuliers.

De ces milliers de pages, qui constituent des analyses techniques très approfondies, nous retiendrons ici quelques observations (en se bornant à celles qui ont pu être faites depuis une dizaine d'années), qui illustrent l'ampleur des possibilités d'améliorations et d'économies.

Ce n'est cependant qu'à titre d'échantillonnages, que nous pourrons évoquer ici les gouffres financiers dans lesquels la Société française s'engloutit en refusant de prendre en compte des « remèdes » qui lui sont suggérés. C'est que, dans les domaines qui concernent la santé et les soins, elle subit un effet de sidération qui empêche les prises de conscience et annihile la volonté politique de rechercher un « intérêt général », en se soustrayant aux intérêts des industries pharmaceutiques, des médecins et des autres corps de soignants, qui dictent leurs lois.

1°/ Dans le domaine des « affections de longue durée ».

Les affections de longue durée (ALD) bénéficient, depuis 1945, d'un dispositif spécifique de prise en charge par l'assurance maladie, afin d'améliorer les conditions financières d'accès aux soins de patients atteints de pathologies « comportant un traitement prolongé et une thérapeutique particulièrement coûteuse », sous forme d'une exonération totale de ticket modérateur, c'est-à-dire de reste à charge pour le malade.

Ce dispositif couvrait en 2015 17% des assurés sociaux, soit 11,3 millions de personnes atteintes par 30 affections. L'analyse de la Cour des comptes (RSS 2016, 37 pages), porte le titre évocateur : » La prise en charge des affections de longue durée : une dynamique non maîtrisée ; une gestion médicale de la dépense à mettre en œuvre. ». Les ALD avaient représenté, en 2013, 89,3 Md d'euros, soit 60,8% du total des remboursements de l'Assurance maladie. D'où l'importance majeure de bien cibler cette forme d'aide car, comme le rappelait la Cour des comptes : « Le financement n'a pu être assumé qu'au prix d'importants transferts de charges vers les autres assurés dont la couverture sociale s'est en conséquence dégradée, au risque d'affaiblir la légitimité du système de Sécurité sociale. »

Or, la Cour des comptes a fait des observations souvent réitérées, faute d'avoir obtenu de suites satisfaisantes. Elle a rappelé :

que la CNAM avait dit, dès 2013 que : « près de la moitié des assurés atteints de maladies chroniques ne présentent pas des conditions de gravité et d'évolutivité suffisante de leurs pathologies, telle que les définissent les critères médicaux établis par la Haute autorité de santé, pour bénéficier d'une admission en ALD. ».

que les mécanismes de régulation sont inopérants, impliquant « des admissions faiblement contrôlées, des refus peu nombreux » et « une gestion peu active des sorties » ; c'est évoquer la faiblesse, pour ne pas dire la quasi inexistence, du service de contrôle médical de l'Assurance maladie.

Elle estimait nécessaire de mettre en œuvre « avec vigueur », des modalités de contrôle et d'organiser « une maîtrise médicalisée des dépenses » très variables selon les départements, pour chacune des 30 ALD.

La capacité d'engranger des économies substantielles sans amoindrir la qualité des soins, souvent même en améliorant la qualité de vie de ces patients, est considérable.

Enfin, observation majeure, souvent répétée à d'autres occasions (car elle concerne toute une partie du système français de rémunération des professionnels de soins), elle a souligné la nécessité d'adapter les modes de tarification et de rémunération des soins aux caractéristiques des maladies chroniques, étant entendu que : « la rémunération à l'acte, par son effet inflationniste, n'est pas adaptée à une prise en charge globale et coordonnée des patients dans le cadre de parcours de soins. »

2°/ Dans divers types de services médicaux.

Des économies importantes pourraient résulter d'une organisation bien plus rigoureuse de certaines prises en charge par l'assurance maladie.

a/ Concernant les transports programmés dans les secteurs sanitaire et médico-social, des observations ont été faites, en 2012 puis en 2019.

En 2010, les transports de patients représentaient une charge de 3,5 milliards d'euros à la charge de l'assurance maladie. Sans nullement en critiquer l'utilité et même la nécessité, la Cour des comptes avait, dans une longue analyse : montré qu'une action de maîtrise de la demande n'était que partiellement mise en œuvre, que l'offre de transport était très mal maîtrisée et mal organisée et que le pilotage et les contrôles étaient insuffisants. Elle concluait (une analyse de 30 pages) : « une partie très notable de ces dépenses pourrait être évitée sans fragiliser aucunement l'accès aux soins. ».

En 2019 (RSS 2019 ; 33 pages), sous le titre « Les transports programmés dans les secteurs sanitaire et médico-social : des enjeux à mieux connaître ; une régulation à reconstruire. », la Cour a fait des observations sur ce qui s'est passé en 2017, année où ces services ont concerné environ 87 millions de trajets pour environ 5 milliards d'euros. La Cour des comptes rappelait que depuis ses précédents constats, en 2002 et 2015, ainsi que depuis les analyses des corps d'inspection (IGAS, IGF et IGA) en 2016, « la situation n'a pas connu d'amélioration » Elle formulait 7 recommandations pour responsabiliser plus fortement les prescripteurs, les patients et les transporteurs » afin de générer de très substantielles économies.

Il faudrait avoir le courage d'affronter les transporteurs et les bénéficiaires des transports si l'on veut être plus rigoureux. Les manifestations des transporteurs médicaux qui a surgi en 2019, lorsque des tentatives de « rationalisation » ont eu lieu, avant d'avoir été abandonnées, le rappelle.

b/ Les « dispositifs médicaux ».

La Cour des comptes avait fait une étude (RSS 2014 ; 25 pages) intitulée « Les dispositifs médicaux : une dépense non maîtrisée. » Elle porte sur des dispositifs à usage individuel dont le champ est très large et hétérogène puisqu'il comporte de l'ordre de 80 000 produits différents (ils vont des pansements aux fauteuils roulants), qui génèrent une masse de dépenses : 1,956 milliards d'euros en 2000, 4,602 en 2010 et 5,055 en 2018, pour les seules dépenses de médecine de ville.

Et de conclure : « Les dépenses de dispositifs médicaux individuels remboursés par l'assurance maladie sont en très forte croissance, notamment en ville où elles ont doublé en une décennie, sans que le vieillissement de la population ou des évolutions épidémiologiques et techniques suffisent à l'expliquer. Leur régulation est, de fait, défaillante. Des mesures vigoureuses de maîtrise des dépenses sont ainsi à mettre en œuvre dans un cadre redéfini. »

La même observation a été réitérée en 2020. Rappelant que l'augmentation de 4 % par an depuis 2011 ne peut pas être poursuivie, le Premier président de la Cour déclarait le 7 octobre : « Il faut désormais agir sur la pertinence de la prescription [en particulier des médecins de ville], sur l'optimisation des achats par les établissements de santé et sur la lutte contre les abus et fraudes. » Peut-on envisager que cette exhortation soit mieux entendue qu'antérieurement ?

c/ La biologie médicale.

Les dépenses d'analyses avaient été estimées à 2,4 milliards d'euros en 2011. Dans une étude (RSS 2013 ; 26 pages), qui n'a nullement perdu de son actualité, la Cour des comptes jugeait la dépense « non maîtrisée », que les réorganisations effectuées depuis 2010, avaient été trop timides pour faire baisser les coûts et elle demandait « un effort impératif d'économie ».

En préface à ses 6 recommandations (portant notamment sur le développement de bonnes pratiques, sur la révision de la nomenclature des actes, sur la nécessité de « négocier sur des bases actualisées une nouvelle convention[entre l'assurance maladie et les directeurs de laboratoires privés] permettant de maîtriser rigoureusement la dépense », etc.), les conclusions indiquaient : « la politique de réduction des dépenses doit être repensée et conduite de manière beaucoup plus déterminée en agissant sur la tarification des actes comme sur leur nombre.

d/ Des prescriptions faites à l'hôpital.

Par son titre, une observation de la Cour des comptes (RSS 2016 ; 24 pages), demandait de mieux responsabiliser le corps médical hospitalier. Elle rappelait d'abord des remarques de 2013, ; non suivies d'effets , à savoir :

définir un objectif de réduction de 10 % à 15 % du volume des actes de biologie médicale , à champ constant ;

et mettre en œuvre, sur la base de référentiels et d'études économiques de la HAS, des changements concernant l'imagerie médicale.

Elle fit ensuite de nouvelles recommandations concernant ces deux domaines, notamment :

que ces dépenses soient mieux suivies ;

que l'on sache quels médecins les préconisent ;

que les référentiels de bonne pratique adaptés à l'exercice hospitalier soient élaborés et diffusés afin d'améliorer la qualité et l'efficience des soins ;

que les prescriptions fassent l'objet de décisions conjointes des soignants et des gestionnaires ;

et finalement, que soit mis en œuvre un dispositif de minoration tarifaire se déclenchant automatiquement en cas de non-respect de ces objectifs contractualisés de maîtrise des prescriptions. On retrouvait ici l'idée, avancée à l'époque d'Alain Juppé (voir le chapitre1) de responsabiliser financièrement des professions entières par des baisses tarifaires si des objectifs ne sont pas atteints.

3°/ En matière de médicaments.

Cette partie du livre ne traite pas de l'importante question, très controversée en France, du prix des médicaments. N'est pas abordée non plus la question des pénuries de médicaments, intimement liée à des questions de coûts et de profits des industries médicamenteuses, qui avait été parfaitement documentée, bien avant la pandémie de SARS CoV2, dans un Rapport d'octobre 2018 d'une mission d'information du Sénat.

La France consomme, à tort et à travers, bien plus de médicaments que les autres européens, phénomène connu de longue date.

Patrick Lemoine, psychiatre et chercheur universitaire évoquait ce phénomène, dans le quotidien « Le Monde » du 1 er septembre 2012, sous le titre humoristique : « La terrible gentillesse des médecins français ». « Aux Pays Bas, écrivait-il, on consomme six fois moins de médicaments qu'en France. Pendant des décennies, notre pays a été le plus gros consommateur de médicaments, notamment de tranquillisants et de somnifères, mais aussi d'antibiotiques ou d'antalgiques. » Cette « gabegie » a été dénoncée, en 2020, par un autre médecin, Bernard Bégaud, professeur de pharmacologie, dans un ouvrage intitulé « La France malade du médicament » (dans lequel il stigmatise aussi les conditions de fixation de leurs prix).

Dès 2011 , le rapport de la Cour des comptes sur la Sécurité sociale avait indiqué que le coût moyen par habitant pour les huit principales classes de médicaments était en France, à l'indice 114 alors qu'l n'était que de 70 en Allemagne et concluait à la nécessité de s'attaquer aux « faiblesses persistantes » des mécanismes de régulation.

Les causes en sont connues :

le comportement des médecins (libéraux ou hospitaliers), qui ne sont guère formés pendant leurs études et dans ce qui devrait être une formation continue, toujours très insuffisante et très influencée par les laboratoires pharmaceutiques, à proposer, aussi souvent que possible, autre chose que des médicaments (tout autant que des analyses médicales). Ces comportements sont accentués par l'appétence qu'a la médecine française pour les médicaments « innovants », qui conduit à prescrire des nouveautés plus chères que des produits déjà sur le marché et pas forcément plus efficaces, ce qui a nettement freiné la prescription de génériques.

le caractère « libéral » de l'essentiel de la « médecine de ville », qui est conduite à satisfaire les demandes de leurs clients-patients pour des ordonnances « consistantes » (de même que pour des arrêts de travail) afin de ne pas risquer de les mécontenter et de les perdre.

l'absence d'éduction à la santé et aux réalités économiques des citoyens et l'ignorance avec laquelle ils sont tenus des coûts des médicaments qu'ils demandent, qu'ils prennent dans les pharmacies et qu'ils absorbent, lorsqu'ils ne stockent pas dans leurs « armoires à pharmacie » les cachets délivrés en trop.

Patrick Lemoine concluait son article ainsi : « Le jour où les médecins sauront dire non, sauront proposer autre chose que la chimie, notre pays et sa finance se porteront mieux. »

Les conséquences de cette situation sont majeures.

bien des prescriptions témoignent d'une utilisation de médicaments en dehors des indications contenues dans les Autorisations de Mise sur le Marché (AMM) ainsi que des conditions d'usage recommandées par la Haute autorité de santé. Tout ceci génère malaises et crises (l'iatrogénie médicamenteuse) et rend nécessaires des hospitalisations (entre 10 000 et 15 000 par an, provoquées par des interactions entre médicaments). Le Haut conseil de la santé publique, estimait, en 2016, que les prescriptions médicamenteuses étaient en cause dans 25 % des admissions aux urgences. Ainsi, il faut parfois être soigné…des soins reçus.

les coûts sont excessifs, donc les charges supportées par l'Assurance maladie, en raison de l'ampleur des prescriptions et parce que des remboursements sont maintenus malgré les « avertissements » de la Haute autorité de santé.

En 2017, la Cour des comptes a consacré deux études (RSS 2017, 111 pages) aux médicaments, qui généraient, en 2015, 34,1 milliards d'euros de remboursements. Dans une partie qui concerne les coûts de distribution, les titres éloquents parlent d'un « réseau officinal surdimensionné », de « rémunérations élevées et peu transparentes » et invitait à « réduire le coût de distribution des médicaments. La Cour a fait quelques recommandations visant à dégager des marges supplémentaires d'économies, tant dans les tarifications des médicaments que dans les différents modes de calcul des rémunérations le long de la chaîne de distribution ».

La Cour des comptes a fait des observations sur quelques catégories de médicaments. Certains, prescrits en cas de maladie d'Alzheimer, jugés inutiles, après de nombreuses années d'attentisme, ont finalement cessé d'être pris en charge par l'Assurance maladie. Mais il en va autrement dans certains cas.

Ainsi, sur les antibiotiques, la Cour indiquait (RP 2019) :« Alors que la première campagne de communication « Les antibiotiques, c'est pas automatique » (2001-2005) avait été suivie d'une baisse de la consommation, celle-ci est repartie à la hausse sur la période des deux plans suivants, de 2005 à 2015 », tant à l'hôpital que pour les soins en ville, où sont effectuées 93% des prescriptions. Il était précisé : « Au sein de l'Union européenne, la France reste très mal classée ; elle se situait, en 2016, avec la Grèce et Chypre, parmi les trois pays les plus consommateurs d'antibiotiques [...] trois fois supérieure à celle des Pays-Bas, sans qu'aucune raison épidémiologique ne vienne expliquer ce retard. Outre l'enjeu de sécurité sanitaire, il faut relever que l'Assurance maladie pourrait économiser 400 millions d'euros annuels, si la consommation française par habitant était la même que celle des Pays-Bas. »

Parmi les constats, on en trouve un qui concerne aussi tant d'autres prescriptions. Si les prescriptions d'antibiotiques sont « souvent mal étayées et peu pertinentes, en médecine de ville, c'est que : « la prescription d'antibiotiques est encore souvent une « facilité » pour le médecin qui économise ainsi le temps qu'il aurait dû consacrer à expliquer la non-prescription, ou qui évite le risque de voir le patient s'adresser à un autre praticien. »

4°/ Dans divers types de traitements et de soins

Des possibilités de gains dans la qualité des traitements, couplés à des économies, sont écartées, ainsi que la Cour des comptes l'a plusieurs fois signalé.

a/ L'insuffisance rénale chronique.

La Cour des comptes, en 2015, avait demandé, en vain, de « conjuguer qualité de la prise en charge et maîtrise des coûts ». Elle a de nouveau (RP 2020 ; 25 pages) invité à réformer ce traitement « au bénéfice des patients », en rappelant ses préconisations : recours insuffisant aux greffes de reins qui présentent un meilleur bénéfice pour les patients ; prédominance des modes de dialyse les plus lourds et contraignants pour les patients ; coûts excessifs de la dialyse au détriment de l'assurance maladie qui les finance.

Rien n'a changé, écrivait-elle, en 5 ans, si non une croissance du nombre des patients concernés et des dépenses, avec la confirmation de « la rentabilité anormalement élevée de l'activité de dialyse ». Et la Cour des comptes réclamait de nouveau, notamment de :

développer la prévention afin d'éviter ou de retarder l'insuffisance terminale ;

faciliter l'accès à la greffe et la rendre plus équitable ;

adapter le financement de la dialyse à la réalité des besoins et des coûts ;

et de réduire les transports en ambulance qui concernent des patients autonomes.

Ceci ne pourrait résulter que d'autres approches des sons par les médecins qui sont les prescripteurs.

b/ Les soins infirmiers et de masso-kinésithérapie.

Une enquête a donné lieu, en 2013, à une observation qui porte sur l'exercice libéral (donc hors hôpitaux et autres institutions de soins). La Cour des comptes (RSS 2013) mettait comme titre « une progression non maîtrisée ; des mesures de régulation à mettre en œuvre sans délai. »

5°/. Les médecins spécialistes en pratique libérale.

La médecine de spécialité recouvre près de 40 disciplines distinctes. Au 1er janvier 2016, il y avait 121 272 médecins spécialistes dont 61 503 libéraux, exerçant en cabinet de ville ou en établissement de santé à caractère libéral, activité parfois complétée par un exercice salarié (A la même date il y avait 102 299 médecins généralistes dont 67% en exercice libéral). En 2015, les dépenses de soins liés aux actes de spécialistes libéraux se sont élevées à 16,1 milliards d'euros, en croissance plus rapide que celle des généralistes en exercice libéral.

La Cour des comptes a examiné de près ce domaine en 2017 (RSS 2017, 42 pages).

Comme 10 ans auparavant, elle a d'abord souligné l'incapacité des Conventions médicales (passées entre l'Assurance maladie et les syndicats de médecins) à améliorer l'organisation des soins de ville, donc à assurer l'égalité territoriale d'accès des patients à ceux-ci, question que nous avons évoquée ailleurs dans ce livre.

Ensuite, ont été constamment relevés la très grande faiblesse des outils de régulation à même de maîtriser les dépenses.

Enfin, elle a pointé la « difficulté » à rééquilibrer la hiérarchie des rémunérations des professionnels de santé. Ainsi, par exemple, dès 2005, les « partenaires conventionnels ont renoncé à ajuster à la baisse certains tarifs surévalués au regard des coûts. ». Mais aussi, les écarts de rémunération entre spécialités sont considérables et se renforcent (un radiologue, par exemple gagnant environ 3 fois plus qu'un psychiatre), ce qui a des conséquences notables sur la composition et le fonctionnement du système de santé du pays. Cette situation inouïe est connue depuis des décennies et n'a pas été modifiée.

Des économies résulteraient d'une réforme qui pourrait même se parer du qualificatif de juste, tant les inégalités de revenus entre spécialistes sont étonnantes.

Les 41 pages de cette étude constituent un plaidoyer contre l'immobilisme légendaire de situations néfastes pour les citoyens.

Mais on ne peut pas en sortir tant que l'on reste dans l'entre-soi corporatiste des « conventions ».

Seconde partie : le scandale de l'absence de « Dossier médical » (DMP).

Remontons un quart de siècle en arrière pour mesurer la gravité d'une situation d'un pays qui ne parvient absolument pas à vouloir, autrement qu'en paroles, exercer une maîtrise médicalisée des soins. Nous touchons ici au fait que l'on tient chacun de nous dans l'ignorance ou dans l'oubli de son parcours de soins et que la plupart d'entre nous s'en satisfont. C'est ce que nous allons voir maintenant.

Qui se souvient encore du « carnet de santé » de 1996 ? Que disait-il ?

« Ce carnet a été conçu par le ministère chargé de la Santé et approuvé par l'ordre des médecins. Il est diffusé par votre organisme d'assurance maladie.

Ce carnet de santé permet à votre médecin et à d'autres praticiens de disposer des informations indispensables pour vous soigner. Les enseignements qui y figurent les aident à vous prescrire les traitements les mieux adaptés à votre état de santé. Le carnet de santé constitue un lien entre votre médecin et d'autres praticiens que vous seriez amené à consulter. […] La présentation de votre carnet est obligatoire chaque fois que vous consultez un médecin. Votre organisme d'assurance maladie contrôlera le respect de cette obligation […] Il peut vous être demandé par le médecin-conseil de l'organisme d'assurance maladie dont vous dépendez, dans le cadre de ses missions de contrôle… »

Il contenait aussi des numéros de téléphone nécessaires pour s'informer sur des aspects essentiels de la santé.

Jamais l'obligation n'a été respectée. Ce carnet a été rejeté par de nombreux professionnels sous le prétexte de la charge que son remplissage faisait peser sur eux et en alléguant un « non-respect » du secret médical, s'appuyant ainsi sur la complicité ou l'indifférence des citoyens, massivement inconscients du bénéfice qu'ils pouvaient en tirer pour améliorer leurs soins. Conçu uniquement dans l'intérêt de chaque personne. Il n'a servi à rien, permettant de poursuivre la gabegie des soins avec des déficits permanents des comptes de l'Assurance maladie.

Huit ans après le fiasco du « carnet de santé », Philippe Douste-Blazy ministre de la santé, en quelques phrases, devant l'Assemblée nationale, le 29 mars 2004, avait décrit les multiples intérêts que présenterait le « Dossier médical », alors qualifié de personnel (DMP), dont Alain Juppé avait déjà parlé en 1995 !

« Chaque Français doit pouvoir disposer, d'ici la fin de 2006, de ce dossier médical qu'il partagera avec son médecin traitant et, le cas échéant, avec l'ensemble des professionnels de santé qu'il aura choisis.

Le dossier médical sera confidentiel et appartiendra au patient. Ce dossier sera rendu obligatoire et, à terme, l'accès au dossier conditionnera le remboursement des soins.

L'ensemble des acteurs du système de soins gagnera à la mise en place de ce dossier médical personnel : le patient d'abord, qui aura une garantie de qualité des soins et un accès unifié à l'information le concernant ; le médecin ensuite, qui aura un meilleur suivi de son patient grâce à la disponibilité de l'information en temps réel ; l'assurance maladie enfin, par la limitation des soins inutiles, injustifiés ou dangereux.

Nous devons réussir ensemble la mise en place du dossier médical personnel. Nous avons tous en tête les précédentes tentatives qui n'ont pas abouti faute de consensus ».

Tout était dit de l'utilité éminente, individuelle mais aussi collective, du DMP qui pourrait, un jour, nourrir un système de collecte de données de santé. Il devait, de nouveau être obligatoire et cette obligation devait conditionner des prises en charge par l'assurance maladie.

Mais cette nouvelle décision du Parlement n'a, une nouvelle fois, pas abouti. On pourrait écrire un volume de tous les obstacles qui ont été dressés, parfois derrière des questions techniques, que l'on n'a pas voulu résoudre, ou derrière des questions éthiques qu'on avait tous les moyens de résoudre en sauvegardant l'anonymat des citoyens auxquels d'innombrables intérêts ont cherché à faire peur afin de tuer le projet. Débats et lourdes dépenses inutiles se sont effilochés pendant 14 ans, parvenant à empêcher le développement du DMP.

Au début de 2018, Agnès Buzyn déclarait : « Dans l'immédiat, quelques changements majeurs devraient rapidement intervenir. Les Français vont être équipés d'un dossier médical personnalisé (DMP), qui sera déployé à partir de l'automne. Exit également la vielle ordonnance papier, qui va être dématérialisée afin de prévenir les erreurs de posologie…mais aussi maîtriser l'inflation des prescriptions et le gaspillage des médicaments. »

On a pu noter, non sans surprise, que cette annonce de « relance » n'avait pas immédiatement suscité un contre-feu des intérêts coalisés qui s'y sont toujours opposés. On a vite compris pourquoi.
En 2018, l'assurance maladie a fait une grande publicité pour que les assurés créent leur DMP. Mais, depuis lors, pratiquement aucun médecin, centre d'examens, centre d'imagerie médicale…ne « renseigne » ce DMP automatiquement, ni même quand on le leur présente. Tous disent ne pas avoir eu la formation nécessaire pour s'en servir ou ne pas avoir un équipement « compatible », probablement entre leur ordinateur professionnel et celui de l'Assurance maladie. Rien n'est fait pour aider les professionnels de soins à servir le DMP et à s'en servir.

Or, pour illustrer l'absence de maîtrise des coûts des examens médicaux en large partie consécutive à l'absence de partage des informations médicales entre acteurs du système de soins, la

Cour écrivait à la Commission des affaires sociales du Sénat, en 2016 : « Le cloisonnement du système de santé favorise les redondances par duplication d'examens pour les mêmes patients, sous l'effet de l'insuffisance des dispositifs de partage et transmission des données numérisées entre les différents acteurs, des attentes des patients et du caractère inflationniste de la rémunération à l'acte.

A titre d'illustration, le recours à l'IRM pour l'exploration des membres est ainsi très supérieur en France (40 % en 2013) aux moyennes observées dans d'autres pays d'Europe (25 % en Belgique et 8,2 % en Allemagne) et aux Etats-Unis et au Canada (24 %). »

Une fois encore, l'échec du DMP, outil absolument indispensable (certes pas le seul) pour rationaliser les soins, a été organisé. Mais qui souhaite réellement parvenir à une plus grande pertinence des soins ? C'est un scandale d'Etat.

Troisième partie : le scandale de la sous-utilisation des données de santé.

Plusieurs étapes jalonnent ce qui constitue un autre scandale d'Etat.

1°/ L'Institut des données de santé (IDS)

C'est en deux phrases seulement que Jean-Michel Dubernard, rapporteur du projet qui a abouti à la loi du 13 août 2004 relative à l'assurance maladie, a présenté à l'Assemblée nationale, le 29 juin 2004, cette nouvelle institution, qui figure à l'article 64 de la loi, dans une partie du texte relative à l'organisation de l'assurance maladie, tout comme la HAS.

Ce groupement d'intérêt public, ayant un statut d'organisme de recherche, a été constitué entre l'Etat, des organismes d'assurance maladie et de professionnels de santé, avec pour missions « d'assurer la cohérence et de veiller à la qualité des systèmes d'information utilisés pour la gestion du risque maladie et de veiller à la mise à disposition de ses membres, de la HAS »

(et d'un certain nombre d'autres organismes : caisses d'assurances maladie et de fédérations de professionnels de santé), des données de santé issues des systèmes d'information de ses membres « à fin de gestion du risque maladie ou pour des préoccupations de santé publique ».

Il n'a pas fallu moins de trois ans pour constituer cette petite structure qui ne naquit qu'en 2007, preuve du peu d'intérêt qu'on y portait, ainsi que la suite l'a prouvé.

2°/ De l'IDS à l'InDS ;

Le 31 mars 2015, 10 ans après la création de l'INS, Marisol Touraine, ministre de la santé, déclarait à l'Assemblée nationale, en présentant le projet de loi de « modernisation de notre système de santé : »

« Nous devons permettre à la France de rejoindre le mouvement modernisateur de l'*open data.*
Concrètement, il s'agit de permettre à, des chercheurs, des associations, des professionnels de santé, des entreprises et des starts up d'accéder à certaines données, évidemment anonymes, que gèrent l'assurance maladie et de multiples opérateurs publics [...] Ces données peuvent en effet être exploitées dans l'intérêt public, par exemple pour améliorer la performance de notre système de santé ou pour stimuler l'innovation médicale. »

La loi du 26 janvier 2016 a alors consacré un chapitre entier au thème « créer les conditions d'un accès ouvert aux données de santé » par un article 193 (qui occupe plusieurs pages du Journal officiel), qui remplace l'IDS par un Institut national des données de santé, un peu modifié dans sa composition et ses missions, enserré dans une série de « principes relatifs à la mise à dispositions des données de santé ».

Pendant la discussion, au Parlement, du projet de loi, deux personnalités ayant occupé d'éminentes fonctions dans des domaines de la « santé », Didier Sicard, qui fut Président du Comité national consultatif d'éthique et Jean-Marie Spaeth, ancien Président de la Caisse nationale d'Assurance Maladie des Travailleurs Salariés, ont poussé un cri d'alarme dans le journal

« Le Monde » du 28 septembre 2016, sous le titre : » Ne confisquons plus les données publiques de santé ». En voici un extrait :

« La France dispose de la base de données publiques de santé la plus importante du monde », signalaient les auteurs. La Caisse nationale d'assurance maladie gère le système national d'information inter-régime de l'Assurance maladie (SNIIAM), qui, année après année recueille et stocke (en les anonymisant, ce qui doit être souligné) les dates de soins des assurés avec la nature des actes, la consommation de médicaments, les examens biologiques, l'atteinte éventuelle d'une ALD, etc. Qui plus est, ces milliards de données sont couplées avec celles en provenance des hôpitaux et cliniques, de telle sorte qu'on dispose des parcours et consommations de soins des assurés sociaux, c'est-à-dire pratiquement de toute la population.

« Tout existe, écrivaient ces experts, pour améliorer la veille et la prise en charge sanitaire de nos concitoyens, pour définir des priorités de santé publique, de soins et de prévention, tant au niveau national qu'au niveau territorial ou encore par branche professionnelle. Tout existe pour faire évoluer et promouvoir les pratiques et prescriptions médicales les plus pertinentes, pour optimiser les dépenses, pour développer la recherche et l'évaluation, pour mesurer quel est le reste à charge pour les patients, quelles sont les conséquences des déserts médicaux, ou encore les pathologies les plus fréquentes dans certaines professions ou dans certains territoires. »

Or, ce « trésor » n'est presque pas utilisé, disaient-ils en 2016, ni pour améliorer la prévention, ni pour améliorer les traitements car si l'accès à ces données est ouvert à quelques « administrations », la HAS notamment, il est, écrivaient ces experts : « interdit à de nombreux acteurs qui pourraient, en les analysant, éclairer judicieusement les choix de santé publique, mais aussi leurs propres choix.

[…] Il faut inverser la donne. Il faut développer une culture de l'utilisation de ce trésor. L'Etat doit en exiger l'utilisation dans l'intérêt de la santé publique. […] Il ne doit plus être possible demain de dire que nous ne savions pas. Que nous ne savions pas qu'un médicament était prescrit comme coupe faim alors qu'il devait l'être pour le traitement du diabète de type 2, qu'un autre était anormalement prescrit à des femmes enceintes, qu'un autre était prescrit majoritairement comme contraceptif alors qu'il devait l'être contre l'acné, que tel dépistage n'a pas d'intérêt réel en termes de santé publique, etc. Avec un tel trésor, on peut et on doit savoir pour prévenir. ».

Et de pointer enfin : « Ne pas ouvrir très largement les données de santé à tous les acteurs, ou encore faire semblant, conduit tout droit à l'organisation de la privatisation des données de santé par des opérateurs de réseaux bien connus et bien d'autres déjà à l'œuvre. »

Pendant de nombreuses années, l'Assurance maladie s'est opposée à tout travail sur les données de santé alors qu'elle détient, dans ce domaine, un trésor inestimable qui, d'un certain point de vue, est une richesse nationale qui ne lui « appartient » pas.

Faute d'avoir donné la possibilité d'émerger à une institution statistique française (ou européenne) capable de gérer et de traiter ce trésor, il a été question de le confier à une institution étatsunienne, Microsoft, et ce n'est pas sans mal que cette option a été abandonnée.

3°/ Vers la plateforme des données de santé.

A la suite du rapport du député Cédric Villani pointant les retards de la France en matière d'intelligence artificielle, la ministre des solidarités et de la santé a lancé une mission de préfiguration d'une plateforme d'exploitation des données de santé, dénommée « Health data hub » (HDH) puis introduit, dans ce qui est devenu la loi n°2019-774 du 24 juillet 2019, une série d'articles sous le titre « Développer l'ambition numérique en santé ». A peine créé l'InDS, qui n'a servi à rien, a disparu et laissé la place, en 2019, à la Plateforme des données de santé : Health Data Hub

On s'est longtemps trouvé et il semble qu'on se trouve probablement encore, au début de 2021, devant un autre scandale d'Etat.

La hausse de la mortalité, en 2020, due à l'épidémie de SRAS CoV2 a mis en lumière, sur un point précis, les difficultés à s'extraire d'un obscurantisme qui nuit à l'état sanitaire du pays. Dans un article du journal « Le Monde », du 20 janvier 2021, l'épidémiologiste-démographe Jean-Marie Robine écrit, dans un article intitulé « Le décompte de la mortalité liée au Covid-19 est une usine à gaz » : « Il n'y a pas de collecte d'informations individuelles : on ne sait pas si les morts en Ehpad sont des hommes ou des femmes, quel âge ils ont, quel était leur état de santé, la part des déments et des non déments. Il n'y a aucune visée préventive visant à identifier les facteurs de risque, on ne sait pas lesquels seraient à protéger. Les statistiques concernant les longs séjours hospitaliers sont aussi un problème. »

Et à la question des raisons de cette « sous information totale », il répond : « Parce que les choses décidées il y a très longtemps n'ont pas été appliquées [...] Après la canicule (de 2003), il avait été décidé d'informatiser complètement les déclarations de décès, et il a été demandé aux médecins de remplir des certificats électroniques, envoyés automatiquement au Centre épidémiologique sur les causes médicales des décès (Cépi Dc). Or, à la veille de la pandémie, à peine 20 % de médecins remplissaient les certificats électroniques. Pour 80 % de décès, le médecin envoie par la poste un certificat papier, qui doit encore passer par un système de codage. Et on manque de codeurs. »

Et à la question concernant les bénéfices que l'on tirerait de la généralisation des certificats électroniques de décès attendus depuis plus de 15 ans, il est répondu que cela « permettrait d'alerter la population beaucoup plus rapidement sur une vague de chaleur, de pollution, de grippe ou de gastro. On ferait des économies et on gagnerait énormément de temps. »

Voilà encore un trou dans la raquette de la prévention.

Quatrième partie : La faiblesse des « bonnes pratiques » de la HAS.

La Haute autorité de Santé intervient dans plusieurs domaines tous censés permettre d'améliorer, dans un processus continu, la qualité du système de soins, ainsi que présentée au chapitre 5.

Concernant les « bonnes pratiques », une remarque d'Agnès Buzyn, ministre en charge de la santé prouve qu'elles sont loin d'être suivies.

Dans le quotidien « Le Figaro » du 4 février 2018, elle déclarait : « Les Français doivent savoir qu'il existe aujourd'hui énormément de disparités de prise en charge. Il y a ainsi quatre fois plus d'opérations des amygdales en Gironde que dans la Creuse, deux fois plus de césariennes dans les Alpes de Haute Provence que dans l'Yonne. En radiologie, on compte 40% d'acte redondants, potentiellement inutiles alors que, dans le même temps, il y a en moyenne 20 à 30 jours d'attente pour passer une IRM en cas de cancer du sein. L'OCDE et la Fédération Hospitalière de France (FHF) chiffrent entre 20% et 30% le nombre d'actes inutiles. Et ce n'est pas qu'une question financière, c'est aussi une question de toxicité. Un acte chirurgical inutile, c'est un risque infectieux, une maladie nosocomiale potentielle, etc »

En quelques mots, c'est une formidable mise en cause des défauts de la pratique médicale en France: des actes nombreux inutiles et assez souvent nuisibles (on en a déjà évoqué) pour ceux qui les subissent et qui peuvent faire passer des personnes qui n' ont pas besoin d'interventions avant des malades gravement atteints ; des coûts faramineux, qui se chiffrent en milliards d'euros chaque année, ce qui certes est appréciable pour tous les professionnels de santé qui en bénéficient, mais appauvrissent l'Assurance maladie (pour la part importante qu'elle paye) au lieu de servir à d'autres fins collectivement utiles. Toute tentative de freiner leur progression a toujours été brisée par les intérêts professionnels pour lesquels ces dépenses constituent des revenus. Le ministère chargé de la santé et l'assurance maladie n'ont jamais exercé de contrôle sérieux ni sur nombre de pratiques médicales ni sur les dépenses de soins de tous ordres, qui résultent très généralement d'« écarts », par rapport aux bonnes pratiques.

Toujours le 14 février 2018, Agnès Buzyn déclarait : « Pour mettre en œuvre cette pertinence des actes, nous lançons un chantier piloté par la Haute Autorité de Santé, avec l'Assurance maladie et une association d'usagers, France Assos Santé. Nous allons saisir les Conseils nationaux professionnels dans toutes les disciplines pour qu'ils nous proposent chaque année des parcours pertinents et évolutifs, sur lesquels ils devront s'engager. Nous attendons les premières propositions pour septembre. Cela ne veut pas dire qu'il faut tout normer, mais beaucoup de pathologies peuvent l'être. Aujourd'hui, un diabétique, selon qu'il est suivi par un endocrinologue ou un généraliste, n'a pas le même nombre de consultations ou d'examens, le même accès au podologue, cardiologue, ophtalmologue...Il faut réduire ces disparités de prise en charge. »

Il y a de nombreuses années que ce aurait dû être fait et, trois ans après cette déclaration, au début de 2021, une seule étude d'un parcours est en voie d'achèvement (BPCO). Pour la majeure partie les chantiers des parcours sont en suspens, en attendant des décisions de la CNAM, situation redoutable !

Chapitre 20. La grande misère de la santé mentale.

Daniel Zagury, chef de service dans un hôpital psychiatrique, a alerté le grand public dans un article du journal « Le Monde » du 13 juin 2018 : « A force d'être annoncé, le désastre de la psychiatrie publique se déroule sous nos yeux. »

Or, il s'agit d'un domaine de première importance pour la santé française : un Français sur 5 connaît un jour un trouble qui justifie un suivi médical particulier. En 2016, 2,1 millions de patients (un quart ayant moins de 18 ans), ont bénéficié de soins dans 3 900 centres médico-psychologiques et dans les hôpitaux psychiatriques (où ont été accueillis 417 000 malades). Chaque année, on relève 200 000 tentatives de suicide, dont plus de 10 000 morts. Les maladies mentales constituent la première cause d'invalidité.

Ces chiffres importants sont pourtant inférieurs à ce qui est vécu , une partie des personnes ressentant des malaises d'intensités très variables, ne trouvant aucune réponse adaptée à leur désarroi. Ainsi, alors que la Haute autorité de santé recommande de diagnostiquer les éléments d'autisme avant l'âge de 3 ans, quand le diagnostic est effectué, ce qui n'est pas toujours le cas, il l'est à l'âge moyen de cinq ans et demi. Quant à la schizophrénie et aux troubles bipolaires, éléments de psychoses, il faut des années avant que le diagnostic puisse être fait. Les soins, quand il y en a, prennent du retard, ce qui peut être fatal.

La santé mentale est donc un aspect de la santé qui concerne un très grand nombre de citoyens, peut-être le plus grand nombre. Ce sont les soins psychiatriques, y compris chroniques, qui constituent le premier poste des dépenses de l'Assurance maladie (23 milliards d'euros en 2018), avant celles relatives aux cancers et aux maladies cardio-vasculaires.

1. Les « ordonnances » de 1960.

Un mouvement « désaliéniste », né en Italie, accompagné par des psychiatres français, en souhaitant, à terme, supprimer l'enfermement en asile, a conduit à organiser l'essentiel des soins de santé mentale au sein de « secteurs » géographiques, sans pourtant supprimer des lieux « asilaires » (c'est-à-dire, étymologiquement : protecteurs) : ce fut le mouvement de « sectorisation »,engagé en 1960, qui demeure encore un objectif soixante années plus tard.

L'idée majeure qui se fit jour en 1960 était d'organiser les soins psychiatriques en répartissant le territoire en secteurs géographiques au sein desquels serait structuré le service public de santé mentale. Les citoyens devaient pouvoir être pris en charge « hors des murs » d'un hôpital, par un centre médico-psychologique », permettant de préserver le contact des patients avec leur famille et leur entourage, et de n'être hospitalisé que dans les cas où ces professionnels de premier recours l'estimeraient nécessaire.

L'unité des soins devait résulter de ce que les activités ambulatoires seraient coordonnées et gérées par l'unité hospitalière de référence, au sein de chaque secteur.

Les professionnels de la santé mentale allaient désormais se partager entre ce qui demeurait un hôpital psychiatrique, à profondément rénover dans ses structures et son fonctionnement, et des structures extra hospitalières (centres médico-psychologiques (CMP) et hôpitaux de jour), qui allaient prodiguer l'essentiel des soins de psychiatrie générale, dans un secteur géographique (pour environ 70 000 personnes) et la quasi-totalité de ces soins pour les enfants et les adolescents, dans un secteur géographique plus vaste, pour environ 150 000 jeunes .

Une répartition a été faite pour bien couvrir le territoire. C'était l'époque où il y avait peu de psychiatres libéraux. L'hôpital psychiatrique devait demeurer le recours pour des cas aigus, graves et très spécifiques. Cette politique s'est mise en place au cours des décennies suivantes, le mouvement de sectorisation s'accompagnant d'une diminution du nombre de lits dans les hôpitaux psychiatriques d'environ 120 000 à 55 000.

La réalisation de secteurs performants ne s'est hélas pas faite aisément. Tout au long de ses 60 années d'existence, la psychiatrie de secteur, juridiquement définie par la loi n°85.1468 du 31 décembre 1985, n'a pas produit des résultats à la hauteur de ce qui avait été attendu par ses promoteurs, pour de multiples raisons décortiquées par la mission Fiat-Wonner (voir ci-dessous).

Déjà la critique des insuffisances de cette politique avait été faite à l'époque où Claude Evin était ministre de la santé et une circulaire du 14 mars 1990 « relative aux orientations de la politique de santé mentale » avait tenté de « redresser la barre », en précisant les objectifs attendus de la sectorisation.

Cependant cette belle ordonnance, qui a longtemps à peu près bien fonctionné au siècle précédent, s'est profondément détériorée sous l'influence de plusieurs facteurs.

Le nombre de patients n'a cessé de croître, plus que la population générale, car les causes économiques et sociales de déséquilibres ont crû et que les situations de difficulté ont été souvent plus mal supportées que jadis, dans une Société en profonde évolution. En outre, les capacités de soins et leur répartition territoriale, n'ont pas suivi les besoins. En ce qui concerne les médecins psychiatres, ils ont développé une pratique libérale, conduisant à une diminution de leur nombre dans les institutions de la psychiatrie publique et l'écart s'est accru entre les besoins des territoires et les capacités des institutions « hors les murs ».

Les « prises en charge » ont souvent (cela a dépendu des territoires) été tardives, parfois quasi impossibles, laissant bien des situations dramatiques s'installer ou refluer vers la seule issue : l'hospitalisation psychiatrique que l'on avait jadis voulue, dans l'intérêt des malades, réduire.

Le Gouvernement de François Fillon s'est contenté de cadrer la situation des personnes faisant l'objet de soins psychiatriques en hôpital, par une loi du 5 juillet 2011, exprimant la vision très asilaire de la majorité de l'époque, sans rien chercher à améliorer concernant les soins eux-mêmes.

2. L'accumulation de cris d'alarme ignorés.

On ne compte pas les rapports et articles (sans parler des grèves de personnels soignants), qui ont établi des diagnostics (très semblables les uns des autres) et évoqué des solutions (très voisines les unes des autres), sans que des changements notables (sauf dans quelques situations locales précises) aient été décidés pour transformer la situation des soins mentaux, dans leur ensemble.

Cet immobilisme traduit le rejet des observations et des propositions contenus dans une avalanche d'études:

le rapport d' Éric Piel et Jean-Luc Roelandt, « De la psychiatrie vers la santé mentale », remis en 2001 à Bernard Kouchner, ministre de la santé ;

le rapport de Philippe Clery-Melin, Vivianne Kovess et Jean-Charles Pascal, « Plan d'actons pour le développement de la psychiatrie et la promotion de la santé mentale », remis en 2003 à Jean-François Mattei, ministre de la santé ;

le rapport d'Edouard Couty, « Mission et organisation de la santé mentale et de la psychiatrie », remis en 2009 à Roselyne Bachelot-Narquin, ministre de la santé ;

le rapport de la mission d'information de l'Assemblée nationale sur la santé mentale et l'avenir de la psychiatrie, présidé par le député Denys Robillard, de décembre 2013, comportant 30 propositions pour réformer le dispositif de soins psychiatriques ;

le rapport relatif à la santé mentale, de Michel Lafourcade, Directeur de l'ARS de Nouvelle Aquitaine, présenté en 2016 à Marisol Touraine, ministre de la santé ;

le rapport de l'Inspection générale des affaires sociales, de 2017, intitulé « Organisation et fondement du dispositif de soins psychiatriques, 60 ans après la circulaire du 15 mars 1960 ».

divers passages des rapports annuels du Contrôleur général des lieux de privation de libertés. Pour résumer ces « cris dans le désert » qu'elle avait poussés, Adeline Hazan « criait » dans le journal « Le Monde » du18 septembre 2018 : « Psychiatrie : soigner mieux en enfermant moins. » !

3. Le diagnostic renouvelé de 2019.

La Commission des affaires sociales de l'Assemblée nationale a organisé, en 2019, une mission relative « à l'organisation de la santé mentale » qui, le 18 septembre, a présenté son rapport d'information. Les deux rapporteures, Caroline Fiat et Martine Wonner, députées, rappelant ces précédents, affirment (p.37) : « Cette bibliographie déjà trop longue confirme que les problèmes sont identifiés et les solutions connues. Ce qui a manqué jusque-là, c'est une volonté politique suffisamment forte pour faire changer les choses de manière radicale. ».

Dans l'avant-propos de ce Rapport, le député Brahim Hammouche, Président de la mission, écrit
(p.7) : « La psychiatrie est en crise, les soignants au bord (pour certains déjà) en épuisement professionnel et les patients en grande souffrance. […] Les causes de la crise sont multifactorielles et largement partagées avec celles de tout le système de santé : inégale répartition des moyens, désertification médicale, difficultés d'assurer la continuité et la gradation des soins, engorgement des urgences, cloisonnement entre la ville et l'hôpital, cloisonnement entre les disciplines, entre le somatique et la psychiatrie et même au sein de la santé mentale elle-même. A ces éléments s'ajoute une organisation territoriale peu efficiente, extrêmement complexe, illisible, à bien des égards peu cohérente et peu ou mal coordonnée par la puissance publique. »

La mission de l'Assemblée nationale a disséqué l'organisation concrète de la santé mentale sur le terrain. Si elle a relevé quelques rares réalisations satisfaisantes (ainsi que l'écrit Daniel Zagury, dans l'article déjà cité : « Bien sûr, ce n'est pas le même désastre partout. Il y a encore quelques dispositifs soignants qui survivent. ») et souligné l'intérêt d'expériences étrangères, en une cinquantaine de pages, elle a dressé un bilan très « noir » de la situation, expliquant :

que l'organisation territoriale constitue « un millefeuille indigeste de structures et d'acteurs » dont elle relève la « foison » ;

que le « Projet territorial de santé mentale » (PTSM) institué en 2016 n'a fait qu'ajouter une couche au millefeuille.

En conséquence, la mission décrit ce qu'elle appelle « une réalité alarmante, bien loin de l'ambition affirmée », détaillant « le parcours du combattant du patient », « une prise en charge trop hétérogène » et des « patients et soignants en grande souffrance ».

Chacun sait que les enfants et adolescents qui sont envoyés par ce qui reste de médecine scolaire (voir le chapitre 10), par des généralistes ou par leur propre famille, tardent à trouver un « créneau » de prise en charge dans un CMP, soit parce qu'ils sont déjà très chargés soit car ils sont trop éloignés. Les délais pour une prise en charge sont de plusieurs mois, parfois d'un an, ce qui est dramatique pour les personnes concernées. Chacun sait aussi que des enfants autistes sont envoyés dans des institutions en Belgique, faute de trouver des solutions en France.

Chacun a aussi ouï-dire, à travers leurs manifestations, que les conditions de travail des salariés des hôpitaux psychiatriques sont, dans la plupart des cas, très dégradées en raison de la densité des malades qui s'y trouvent par rapport aux moyens matériels et plus encore humains. Par leurs mouvements de grève des personnels hospitaliers soignants réclament plus de moyens et notamment que l'on réouvre des lits de façon à pouvoir hospitaliser plus de malades dans de meilleures conditions. Si ceci peut être nécessaire dans quelques cas, un pareil mouvement conduirait à recentrer sur l'hôpital des soins qui doivent, dans l'intérêt des malades, être ambulatoires.

Le rapport Fiat-Wonner écrit: « Le nombre de lits d'hospitalisation en psychiatrie par habitant a diminué de moitié depuis les années 90 ». Mais c'est parce que les structures qui se sont développées en ville « ne permettent pas de répondre à la demande croissante de soins, les centres médicopsychologiques étant partout saturés tandis que le premier rendez-vous avec un psychiatre peut attendre trois mois, et parfois bien plus » que « les patients n'ont d'autre solution que les urgences, puis d'être hospitalisés alors que la crise aurait pu être évitée. » Et de conclure : « Si les revendications des personnels hospitaliers en faveur de plus de lits sont parfaitement compréhensibles [...] la réponse ne se trouve pas dans l'hôpital mais en dehors. »

C'est un constat qui a déjà été fait, de façon bien plus générale.

Si l'on doit résumer en une phrase les conséquences du diagnostic approfondi à peine résumé ici, c'est « un engorgement inéluctable de l'hôpital psychiatrique lié à l'insuffisance de l'ambulatoire » et, au-delà, de « l'insuffisance crainte de solutions alternatives à l'hospitalisation », tant en amont qu'en aval (institutions sociales et médico-sociales).

La Cour des comptes a écrit, dans son Rapport de 169 pages, intitulé 'Les parcours dans l'organisation des sons de psychiatrie » de février 2021 : « La bonne organisation des soins en santé mentale : un impératif essentiel mais encore négligé. » et détaillé ses recommandations sous le titre « une gradation des soins nécessaire pour la mise en place de parcours efficaces. »

.

Conclusions : les constats qui contraignent à changer.

De toute part viennent des signaux forts qui invitent à « revisiter » le système de santé pour le réorienter vers plus de prévention, des soins bien mieux choisis et une meilleure coordination de l'action.

1. Les inégalités de santé demeurent fortes.

Diverses sources permettent d'établir une sorte de bilan, très résumé, à la veille de la pandémie de SARS CoV2, c'est-à-dire dans les années 2016/2019.

En 2017, la Cour des comptes, dans son rapport sur « l'avenir de l'assurance maladie. Assurer l'efficience des dépenses ; responsabiliser les acteurs » a tiré un bilan synthétique du système de santé dont nous allons reprendre ici quelques remarques en les complétant d'autres sources.

La situation française connait des performances « honorables », ainsi que s'exprime la Cour des comptes, bien que frappées de « fragilités avérées ». En 2015, selon les comparaisons faites par l'OCDE entre ses Etats membres (plus d'une trentaine), l'espérance de vie à la naissance était particulièrement forte (82,4 ans) en France, comme en Espagne et en Italie. Pourtant, selon la célèbre revue médicale britannique « The Lancet », en 2017, sur une échelle synthétique de l'état de santé la France n'aurait été qu'au 15 ème rang, avec une note de 88/100, bien après des pays comme l'Islande, la Suisse, la Suède, la Finlande, l'Espagne, les Pays-Bas, ou le Japon.

L'état de santé des habitants de France comprend une photographie synthétique des inégalités. Globalement, on relève :

qu' en 2016, le taux de mortalité lors de la première année de vie est, en France (certes y compris le département de Mayotte), de 3,8 pour 1000, en quatorzième position sur les 28 Etats alors membres de l'Union européenne, ce taux régressant moins que dans les autres pays de l'Union ;

qu'une mortalité précoce évitable est particulièrement élevée chez les hommes ;

et que l'écart entre l'espérance de vie à la naissance entre femmes et hommes (6,5 ans) est, en France, plus important que dans la plupart des autres pays de l'OCDE.

Une analyse sociale plus fine fait apparaître qu'en 2019, l'espérance de vie des nouveaux nés était :

chez les enfants de sexe féminin, de 80 ans et chez les enfants de sexe masculin, de71,7 ans, dans une famille ayant des revenus mensuels moyens, grosso modo inférieurs à 1 000 euros.

chez les filles de 88,3 ans et chez les garçons de84,4 ans, dans les familles ayant des revenus mensuels moyens grosso modo supérieurs à 4 000 euros.

L'écart d'espérance de vie chez les hommes était de 13 années entre les 5% les plus pauvres et les 5% les plus aisés.

La mortalité des personnes qui ont besoin de la Couverture Maladie Universelle est bien plus élevée, à n'importe quel âge, que dans le reste de la population.

Actuellement, environ 6 ans d'espérance de vie séparent, chez les hommes, les cadres des ouvriers.

Depuis une cinquantaine d'années, ces inégalités, en fonction de la répartition en classes ou catégories sociales des personnes, demeurent pratiquement inchangées.

Les inégalités territoriales recoupant partiellement les inégalités de classes sociales sont vives. Ainsi, par exemple, en 2020, la crise violente du SARS CoV2 a fait apparaître, avec une morbidité et une mortalité particulièrement fortes en Seine-Saint-Denis, département comportant le plus grand nombre de personnes parquées en semi ghettos ethniques, en quoi consiste un concentré de causes d'inégalités devant la « santé ».

Les inégalités dans l'accès aux rendez-vous médicaux puis aux soins se creusent, en raison :

de fortes disparités géographiques. Ainsi, par exemple, une étude du ministère chargé de la santé, de 2017, a montré que 10% de la population a des possibilités d'accès aux médecins généralistes trois fois supérieures aux 10% qui sont dans les zones les moins bien dotées, l'écart étant encore plus grand en ce qui concerne d'autres professions médicales.

des dépassements tarifaires. Ces montants, qui ne sont pas pris en charge par l'Assurance maladie, pèsent donc sur les citoyens, soit à travers les « mutuelles » dont ils doivent payer des cotisations, soit parce que leurs « reste à charge », ont été de plus en plus importants et ont des conséquences sur l'accès aux soins de plus faibles.

On doit conclure, qu'un certain accord majoritaire implicite s'est imposé sur le niveau d'injustice à conserver. Dans une société qui prétend faire de l'égalité et de la fraternité les 2/3 de sa « devise », on voit que les chantiers demeurent considérables : qualité des logements, de l'enseignement, de l'alimentation, de la pratique d'activités physiques, etc…conditionnent tant de facteurs de morbidité.
Des tâches importantes restent donc à entreprendre. Le caractère extrêmement insuffisant de presque toutes les politiques de prévention, joue un rôle majeur dans le maintien de profondes inégalités. Mais les inégalités dans les soins nécessiteraient aussi des réformes démocratiques.

Etablir quelques indices de l'état de santé de la population et mener sans relâche des politiques publiques nombreuses, avec pour objectif, de noter périodiquement des baisses dans les écarts entre les mieux et les moins bien lotis, afin d'orienter ces politiques, devrait constituer la base importante d'une politique de santé publique.

2. La Haute Autorité de Santé exhorte à mieux soigner.

Dans un « Rapport d'analyse prospective » de 2018, la HAS a proposé « de nouveaux choix pour soigner mieux »., sous forme de 21 propositions, sortes de bouteilles jetées à la mer puisque destinées aux « décideurs finaux ». Ceux-ci, selon la HAS, sont les citoyens, interpellés par un débat public. Encore faudrait-il qu'ils soient saisis d'un projet, ce que nous verrons plus loin.

« Notre système dit l'éditorial de ce Rapport, doit être capable de faire rapidement des gains d'efficience, de redéployer des ressources pour intégrer les progrès médicaux, améliorer la qualité de vie au travail des professionnels médicaux, et absorber l'augmentation des besoins en réduisant les inégalités de santé. »

Le document de la HAS est intégralement axé sur une affirmation clef : « l'amélioration de la qualité et la diminution des coûts se rejoignent, ce qui offre des perspectives très importantes d'évolution du système de santé » (P 17) La non-qualité a des coûts humains mais aussi financiers ; elle se situe dans trois vastes domaines :

dans les soins cliniques, cas nombreux dans lesquels les patients reçoivent des soins inappropriés ou de faible valeur ;

au niveau opérationnel, lorsque les soins, à bénéfice égal pour le patient, pourraient être dispensés en utilisant moins de ressources ;

et dans la gouvernance, expression qui couvre le manque de coordination, les abus et même les fraudes

La HAS en a détallé les principales causes :

1°/ Le fait que la médecine soit globalement très réactive mais « peu incitée à agir préventivement », génère des situations pathogènes diverses, humainement difficiles et financièrement coûteuses.

2°/ Le non-respect des bonnes pratiques professionnelles est important. Il explique :

de très grandes variations de pratiques, selon les régions, dans des domaines où existent des recommandations ; ceci se traduit pour partie par des surutilisations de soins et parfois par des sous-utilisations (par exemple pour les vaccins) ;

et des effets indésirables graves, y compris pendant des hospitalisations.

3°/ C'est souvent une organisation de travail déficiente (notamment des questions d'échanges d'informations) qui peuvent avoir des conséquences nombreuses et graves, sanitaires et financières.
4°/ La fragmentation de l'offre de soins conduit à des difficultés d'orientation des patients et leur cheminement dans le système de santé, non-optimal, génère non-qualité, inefficacité.

Comme l'écrit la HAS « Ces trajectoires non-optimales, sont également le fait d'un système hospitalo-centré dans lequel les prises en charge ambulatoires ne sont pas aussi importantes qu'elles le pourraient, car elles supposent la capacité des acteurs, qualitativement et quantitativement, à assurer des soins dans des conditions différentes et nécessitent donc une adaptation du système de santé (développement des soins primaires, mécanismes de coordination, développement des systèmes d'information, décloisonnement des financements, etc.) C'est en réponse à cette situation qu'a émergé en France, depuis une quinzaine d'années, la notion de parcours de santé et de vie, comme une des réponses à ce défi. » (p 16)

3. Il faut, financièrement, se ressaisir.

Quelles sont les constations que l'on peut faire, à l'issue d'une très longue période qui vit l'Assurance maladie, née de l'Ordonnance du 4 octobre 1945 étendre progressivement son champ
protecteur, avec une mutualisation financière des différents régimes originels et, finalement une nouvelle extension, le 1er janvier 2016, par l'instauration de la « protection universelle maladie » (PUMa), qui a remplacé la Couverture maladie Universelle (CMU).

Depuis 1991, un impôt, la « contribution sociale généralisée » (CSG), occupe une place croissante dans les ressources de l'Assurance maladie, à côté des cotisations sociales qui, à l'origine, étaient l'unique source des recettes de l'institution. Depuis la mise en œuvre de la PUMa, des personnes voient des dépenses de soins prises en charge indépendamment de toute cotisation versée par eux. Le lien, s'est ainsi progressivement distendu entre cotisations versées et couverture des dépenses, l'Assurance maladie ayant ainsi profondément changé de nature. Les dépenses publiques du système de santé sont partagées entre un petit budget, au sein du gros budget de l'Etat, et un gros budget, au sein du très gros budget de la Sécurité sociale.

Mais, en outre, depuis le début du XXI è siècle, les Français continuent à dépenser plus qu'ils ne dégagent de ressources pour dans le domaine de la couverture publique des soins (comme dans d'autres domaines !). L'Assurance maladie connait un déficit durable cependant que les dépenses qui restent à a charge des patients, certes les plus faibles des pays de l'Union européenne, ont tendance à croître.

Or, les dépenses de « santé », en France, sont particulièrement importantes et les dépenses de l'Assurance maladie, fait unique, ont toujours dépassé les ressources depuis le début du siècle (ce qui, parfois, avait déjà été le cas au XX è siècle).

Ce déficit est structurel ; ainsi que l'écrivait la Cour des comptes fin 2017 : « La Cour a identifié les principaux facteurs de l'évolution des soldes de la Sécurité sociale depuis le début des années 2000, en distinguant les facteurs conjoncturels et les facteurs structurels. S'agissant de la branche maladie, la comparaison des trajectoires des soldes avec leur composante structurelle montre que l'essentiel du déficit cumulé s'explique par des raisons indépendantes de la conjoncture économique. » (p 33)

On accepte donc, en France, d'accumuler des dettes de l'assurance maladie (des dettes qui financent de la consommation et non de l'investissement), dont le remboursement est rejeté sur les générations à venir, plutôt que de se contraindre à équilibrer dépenses et recettes. Un pareil égoïsme est à relever.

Du fait du poids que font porter les traitements des malades atteints par la trentaine d'affections de longue durée (ALD) sur l'Assurance maladie, les taux de prise en charge des soins nécessités par les autres affections ont été progressivement et fortement dégradés (bien que, depuis des années, des aides aient été apportées aux bénéficiaires de la PUMa et à l'accès, pour certains, aux assurances complémentaires). Ceci est une des causes des renonciations aux soins, qui s'expliquent également par la distance à couvrir pour avoir accès à un professionnel de santé et par le temps d'attente auquel on est confronté, pas seulement au cœur des « déserts médicaux ».

Ainsi, les inégalités vis-à-vis de l'assurance maladie, se sont accrues entre une minorité de la population, celle souffrant d'ALD, et tous les autres, ce qui risque de miner la confiance dans un système présenté comme un élément fondamental de justice sociale.

En outre, selon la Cour des comptes, une enquête réalisée en février 2017 a fait apparaître que le système de santé fonctionnerait toujours bien pour 61% des Français alors que 46% d'entre eux estimeraient qu'il s'est dégradé depuis cinq ans.

4. Il faut unifier le pilotage du « système de santé ».

En novembre 2017, la Cour des comptes, reprenant, en leur donnant une force nouvelle, des remarques faites antérieurement par des observateurs avertis du système français de santé, concluait un dense rapport sur « L'avenir de l'assurance maladie. Assurer l'efficience des dépenses, responsabiliser les acteurs. » par une observation « clef de voute » de l'ensemble ; il faut « réunifier le pilotage du système de santé » pour mettre fin à « un dualisme dommageable à la cohérence de la gouvernance d'ensemble » :

« Malgré l'ambition de la loi du 9 août 2004 visant à confier au Parlement la fixation tous les cinq ans des objectifs de santé publique, le pilotage des politiques de santé au niveau national est resté divisé entre l'Etat pour la prévention, la sécurité sanitaire et les soins hospitaliers, et l'assurance maladie, pour les soins de ville, la gestion du risque, et certaines actions de prévention.

Ce cloisonnement, fruit d'une bipartition historique, est la source de dysfonctionnements, chacune des deux parties développant ses propres méthodes, sa propre doctrine et soutenant ses propres expérimentations [...] Au lieu de surmonter la coupure entre l'hôpital et la médecine de ville, ce dualisme structure le pilotage du système de santé, contribuant ainsi à le faire perdurer et à l'aggraver. Il est d'ailleurs tout autant marqué entre le secteur sanitaire et le secteur médico-social, distinction qui n'existe pas chez nos voisins.

Les cloisonnements persistants et les difficultés récurrentes, qui sont à l'origine de dysfonctionnements et freinent la réarticulation du système de santé selon une approche cohérente de parcours de soins, devraient conduire les Pouvoirs publics à dessiner un nouveau cadre d'action et de pilotage. Ce dernier devrait mettre fin à la dyarchie du pilotage de l'assurance maladie et de la réorganisation du système de soins, notamment par le regroupement de certaines des compétences de l'Etat et de l'Assurance maladie et par l'instauration d'un dispositif unifié et transversal portant à la fois sur les soins de ville et sur ceux qui sont prodigués à l'hôpital.

Cette opération doit être conduite sous l'égide de l'Etat, responsable de la politique de santé dans toutes ses composantes en vertu de l'article L 1411-1 du code de la santé publique. Les organismes gestionnaires des dépenses d'assurance maladie concourent à sa mise en œuvre (article L 1411-2) en poursuivant les objectifs définis par l'Etat et déclinés par les agences régionales de santé. »

La Cour estime que cette nécessaire restructuration pourrait s'opérer :

soit par un travail très approfondi de « coopération » entre l'Etat et la Caisse nationale d'assurance maladie des travailleurs salariés (CNAMTS) ;

soit par la création d'un opérateur unique : une Agence nationale de santé, qui disposerait de l'ensemble des instruments aujourd'hui dispersés : institutions et organismes.(pp173-175)

5. Le diagnostic abrupt d'Agnès Buzyn.

Le 14 février 2018, Agnès Buzyn, ministre, déclarait dans le quotidien « le Figaro » : « entre la ville et l'hôpital, nos professionnels de santé sont mal coordonnés entre eux, et le patient doit organiser lui-même son parcours de soins. En ville, la médecine de premier recours est insuffisante en nombre et n'est pas assez structurée. Les professionnels y voient leur charge augmenter. A l'hôpital, les professionnels ressentent une perte de sens de leur mission, du fait d'une organisation du travail et d'une tarification qui ont privilégié la quantité à la qualité. [...] On est arrivés au bout d'un système qui nuit à la qualité du service rendu. »

6. Le verdict du Président Macron.

Le 18 septembre 2018, Emmanuel Macron, Président de la République déclarait, en introduction à « l'engagement collectif » qu'il proposait aux Français, sous le titre « Ma Santé 2022 »:

« Si notre système de santé reste l'un des plus performants du monde, il est confronté à de nouveaux défis. Que les défis soient épidémiologiques, avec le vieillissement de la population et l'augmentation des maladies chroniques, ou technologiques, avec l'arrivée de nouvelles thérapeutiques et l'accélération de la révolution numérique, ou sociaux, avec le creusement de la fracture géographique, nous devons les relever. Car chaque jour qui passe fait courir le risque d'affaiblir un peu plus notre système de santé, de diminuer la qualité de nos soins, de les rendre plus difficilement accessibles ou de mettre en cause le principe de solidarité pour les générations futures.
[...] Nous devons entièrement repenser notre système de santé en se fixant une seule exigence : mettre le patient au centre et garantir à tous les Français une meilleure prévention et un accès à ces soins de qualité. Nous devons permettre au patient d'avoir accès plus facilement aux soins dont il a besoin, quand trop souvent il ne parvient pas à trouver assez facilement le soignant

nécessaire. Nous devons revoit à cette fin les études de médecine, mais aussi redonner aux professionnels le temps d'être à l'écoute de leurs patients, le temps de les soigner, le temps de développer aussi la prévention. Nous devons permettre au patient de se repérer plus facilement dans des parcours de soins souvent complexes, et lui garantir une prise en charge continue de santé, de la prévention au soin. Pour cela il nous faut réformer les organisations de soins, les modes de rémunération et les modes d'exercice des professionnels de santé, car ils sont appelés, qu'ils soient installés en libéral ou à l'hôpital, à s'organiser différemment et travailler collectivement. »

Quatrième partie : Vers un système de santé efficace et moins dispendieux.

Les annonces du Président Macron et de la ministre de la santé Agnès Buzyn, en 2018, ont laissé penser que des pas décisifs allaient enfin être faits pour structurer un système de santé insatisfaisant.

Le projet « Ma Santé 2022 », bien que frileux sur des points importants, était inespérément hardi. Certains de ses points ont fait l'objet d'une loi en 2019. Il semble, malheureusement, qu'il ait sombré à l'occasion de la pandémie de SARS CoV2, qui a constitué l'occasion de focaliser les revendications sur les hôpitaux afin de faire oublier tout le reste.

La fin de l'ambition réformiste du Président Macron, deux ans avant la date de la prochaine élection présidentielle, conséquence de l'allergie française aux adaptations à tout ce qui change, a fait le reste.

Le pays a absolument besoin de se donner pour socle le projet qu'Agnès Buzyn avait déposé sur ses fonds baptismaux (chapitre 21) tout en y ajoutant d'indispensables compléments (chapitre 22).

Mais rien ne pourra bouger positivement, si la population n'adhère pas au changement, avec le plus grand nombre possible de professionnels de soins. La mise en œuvre d'un nouveau Service public de la prévention et des soins implique, préalablement à sa création, un grand débat public. (conclusion d'ensemble).

Chapitre 21. Le projet « Ma Santé 2022 ».

L'élection d'Emmanuel Macron à la Présidence de la République, a été marquée par des prises de position politiques concernant le système de santé, d'une clarté qui n'avait jamais été entendue jusqu'alors, qui ont préparé l'élaboration d'un plan ambitieux.

1. La « stratégie nationale de santé » pour 2018-2022.

Dès le lendemain de l'élection du Président Emmanuel Macron, Agnès Buzyn, ministre de la solidarité et de la santé avait lancé ce qu'elle appelait une grande concertation sur la « stratégie nationale de santé » (SNS), autour de thèmes prioritaires qui avaient été dégagés par le Haut Conseil de la Santé Publique (la prévention et la promotion de la santé dès l'enfance, la lutte contre l'accroissement des inégalités territoriales et territoriales d'accès aux soins, le nécessaire accroissement de la qualité des soins et l'utilisation d'innovations telles que la télémédecine).

Selon le document de presse du lancement des travaux, daté du 18 septembre 2017, cette stratégie était destinée, conformément à la loi, à fixer les priorités du gouvernement en matière de santé en donnant « de la cohérence à l'action collective de tous les ministères » dans les domaines de la santé.

Il s'agissait donc de constituer le « fil conducteur de toutes les mesures et de tous les plans et programmes à venir. »

Le Haut conseil de la santé publique, consulté, avait émis à l'unanimité, le 31 juillet 2017, un avis très charpenté, appelant à ce que cette SNS soit bâtie sur 4 principes d'action, que :

1°/ les préoccupations de santé soient intégrées dans toutes les politiques, en privilégiant « une approche interministérielle » ;

2°/ la SNS organise une « lutte résolue et active contre les inégalités territoriales et sociales de santé », en veillant à l'équité dans l'accès aux soins, tout en « renforçant le caractère redistributif du système de protection sociale » ;

3°/ cette SNS soit déclinée sur tout le territoire, de façon de conduire à une meilleure égalité territoriale ;

4°/ les usagers et citoyens soient impliqués dans sa réalisation en instaurant « une démocratie d'apprentissage de l'usager », thème nouveau.

Les axes forts de cette SNS devaient, selon le HCSP, être les suivants :

1°/ privilégier « une politique de prévention et de promotion de la santé ambitieuse et soutenue » ;

2°/ adapter le système de santé dans les axes suivants : réorienter l'offre de soins vers les soins de ville (soins primaires et soins spécialisés), améliorer la sécurité des patients, améliorer la qualité de vie au travail des personnels du système de santé et renforcer les réponses face aux risques sanitaires émergents ;

3°/ développer l'innovation en santé ce qui concernait spécifiquement la mise en œuvre de la révolution digitale justement qualifiée par le HCSP de « révolution sociétale » ;

4°/ développer la formation de tous les personnels de santé en les préparant aux évolutions de leurs métiers, tout en soutenant une politique de recherche en santé publique ;

5°/ développer une politique spécifique axée sur la santé des enfants et des adolescents, en agissant dès la petite enfance, en soutenant les professionnels de PMI et de santé scolaire et en « accompagnant la mise en place d'un parcours éducatif en santé ».

De son côté, le HCAAM avait adopté à l'unanimité un avis demandant de « refonder la politique de promotion de la santé ».

La SNS adoptée le 29 décembre 2017 occupe 52 pages du Journal Officiel. Censée couvrir la période 2018-2022, elle évoque tout ce qui est possible et imaginable (11 domaines d'action prioritaires déclinés en 43 objectifs), sans rien chiffrer, sans fixer d'objectifs mesurables, sans faire de choix, comme si tout était possible.

La grande presse et donc la population a ignoré cet exercice « hors sol ». Bref, un exercice inutile ou un galop d'essai pour la suite ? au choix.

2. L'annonce d'un « big bang » du système de santé.

Le 13 février 2018, Edouard Philippe, Premier ministre, annonçait une profonde réforme du système de soins : « Les Français ont conscience que le temps des rafistolages est révolu. Ils attendent des réformes d'ensemble ». Las, jamais les Français n'ont exprimé la moindre volonté d'une réforme d'ensemble, le système masquant ses défauts sauf la plaie, jamais soignée, des déserts médicaux et des difficultés à accéder à certains soins.

Dans un discours du 18 septembre 2018, déjà cité, le Président Macron a présenté le plus ambitieux plan proposé, depuis le milieu du XXème siècle, pour transformer radicalement le système de santé. En voici quelques points majeurs :

« Nous devons restructurer notre organisation pour les cinquante années à venir. [...] Le modèle d'organisation n'est plus adapté ni à la demande, ni à l'offre de soins. [...]

Soyons clairs, si le budget global que nous consacrons à la santé est élevé, mais que tout le monde considère qu'il est insuffisant dans son quotidien, c'est définitivement que nos organisations de soins, nos modes d'allocation des ressources, ne sont pas les bons. Ils ne sont pas adaptés, en effet, à l'évolution des pathologies plus complexes, plus chroniques, qui nécessitent plus de coordination entre professionnels et plus de prévention. En effet, notre système prévient mal et le constat est aujourd'hui établi [...] et ce faisant, des pathologies plus lourdes et plus coûteuses s'installent et, en miroir, notre système souffre d'un trop grand nombre d'actes inutiles, d'une sur-médication, parce que l'on arrive trop tard ou dans un système trop aveugle qui fait trop d'actes. {...] L'hôpital concentre ces dysfonctionnements et risque l'implosion sans transformation d'ensemble. [...] La course à l'activité est devenue folle (or tout notre système y invite) parce qu'elle fait perdre le cap de la qualité. Et la situation est, à cet égard, absurde ; on fait toujours plus dans certaines activités dont la pertinence n'est pas toujours avérée, avec 30 % selon les évaluations, d'actes coûteux ne servant à rien et on ne parvient pas à satisfaire la demande de soins de base en proximité. [...]

Nous nous devons donc de casser ce cercle vicieux dans lequel nous sommes enfermés pour retrouver [...] un système qui doit mieux prévenir, être centré sur le patient et sur la qualité des soins. »

Le projet s'appelle « Ma Santé 2020 » et il a été présenté à la presse et, à travers elle, aux citoyens, comme « un engagement collectif », comme si un large consensus avait été dégagé avant de le rendre public. Pourtant, il est beaucoup moins consensuel, chez les professionnels de soins, qui ont été consultés (2 000 environ), que ce qui en a été dit et jamais les citoyens n'ont été le moins du monde invités à en débattre.

Or, le volontarisme ne peut pas se substituer à une pédagogie, indispensable pour parvenir à une assez large adhésion puis à sa réalisation. Faute de quoi, il risque, une fois encore, de constituer une annonce sans suite.

3. Le résumé des « inadaptations » du « système de santé ».

Le projet les résume très brièvement en deux « paquets ».

A. Ce qui ne répond pas aux attentes des patients :

les problèmes d'accès aux soins dans certains territoires : difficulté à trouver un médecin traitant et à obtenir un rendez-vous en ville dans les 48 heures en cas de besoin.

le vieillissement de la population et le développement des pathologies chroniques entraînent un besoin de coordination entre professionnels, insuffisante aujourd'hui : le patient doit faire lui-même le lien entre tous les médecins et organiser les rendez-vous et les examens.

les difficultés à obtenir l'information sur le système de soins.

B. Ce qui est historiquement marqué par de profondes rigidités d'organisation :

L'exercice isolé des professionnels de ville.
Le cloisonnement entre les soins de ville et à l'hôpital, entre le médico-social et le sanitaire.
Le manque d'outils et de structures de coordination pour assurer le bon suivi des patients dans les différents territoires.

C ; Le projet évoque ensuite des motifs de mécontentement des professionnels de santé., notamment :

la course à l'activité et l'importance des charges administratives ;
le manque de temps pour soigner ;
des difficultés pour passer d'un exercice salarié à un exercice libéral ou pour combiner les deux ;

mais aussi l'insuffisante reconnaissance de la qualité des soins et des bonnes pratiques (sans que l'on sache ce que veut dire le mot « reconnaissance »), et la non reconnaissance des efforts et de l'implication individuelle et collective (la « reconnaissance » évoquant ici des questions de rémunérations) ;

et enfin le peu d'évolutions possibles et les manques de perspectives dans les carrières.

D. Le projet évoque enfin ce qui est généralement pudiquement tu, le fait que le système de santé « est confronté à des tensions financières croissantes », traversé de mouvements contradictoires :
la volonté de continuer à garantir l'accès aux innovations thérapeutiques qui ont un coût de plus en plus élevé ;
la croissance du nombre de pathologies chroniques qui implique une augmentation des dépenses de l'assurance maladie ;

la maîtrise des dépenses, organisée par une régulation à la baisse des prestations versées aux établissements de santé ;

la fréquence des actes inutiles, des prescriptions redondantes ou des parcours de soins désorganisés ;

et l'absence de valorisation des bonnes pratiques de suivi et de gestion des parcours.

4. Les « engagements » vis-à-vis des patients.

En peu d'années, de 2018 à 2022, le projet estimait que devaient être atteints les objectifs suivants :

a/ garantir la possibilité, pour chaque Français d'avoir un médecin traitant et d'accéder à un médecin de proximité dans la journée en cas de nécessité.

b/ garantir l'accès à une « médecine d'excellence », quel que soit son état de santé, ce qui implique :

des actions de prévention démultipliées sur le territoire ;

des hôpitaux de proximité pour les maladies chroniques ;

des soins en proximité pour les malades chroniques et les personnes âgées ;

la diminution des actes non pertinents pour garantir la meilleure qualité des soins.

c/ l'accès à un espace numérique personnel de santé dans lequel chaque Français pourra :

disposer d'informations sur la qualité des prises en charge autour de lui ;

échanger de façon sécurisée avec son équipe de soins ;

trouver des informations et conseils personnalisés pour sa santé ;

disposer de l'ensemble de ses prescriptions dématérialisées ;

et prendre rendez-vous en ligne avec tous les professionnels de santé (ville et hôpital).

Enfin, mesurer la satisfaction des usagers doit devenir la « boussole » de l'organisation des soins :

« Dans un système de santé tel qu'il existe aujourd'hui, il est difficile pour les patients de devenir acteurs à part entière de leur parcours de soins. Difficile à la fois d'avoir accès à l'information car elle est dispersée, méconnue, peu lisible et non personnalisée, mais aussi car les patients sont encore très peu consultés sur l'évaluation de leurs soins, alors qu'elle constitue un vrai levier d'amélioration de la pratique des professionnels de santé.

En effet, le patient lui-même est une source d'information précieuse sur la qualité des soins. Il s'agit donc de l'associer pleinement à la démarche, dès la formation des personnels et par la suite dans tout le suivi des prises en charge et parcours, et de diffuser plus largement l'information sur la qualité des soins dispensés par les professionnels et établissements de santé. »

5. La restructuration de l'organisation des soins.

On constate, aujourd'hui, la juxtaposition de cabinets médicaux (de généralistes et de spécialistes), avec quelques « dispensaires », des professions paramédicales libérales (infirmiers et infirmières, kinésithérapeutes, etc) de pratique isolée ou en petits cabinets, assez étanchement séparés des services hospitaliers (publics et privés, qu'ils soient avec ou sans but lucratif, parfois dénommés hôpitaux privés ou cliniques), avec des maisons de retraite, médicalisées ou non.

Cette organisation de l'offre de soins est devenue désuète, depuis bien longtemps, même si elle demeure encore, en 2021, largement présente sur le territoire.

Les nécessités d'améliorer la qualité des soins, sans accroître leur coût, dans une société où les morbidités complexes se sont multipliées et frappent un nombre sans cesse croissant de citoyens, de même que la volonté d'améliorer la qualité de vie des professionnels de santé, doivent conduire à une transformation radicale du « tissu » que constituent des structures de soins et, par conséquences, des pratiques.

Les transformations doivent toucher les divers éléments du système de santé.

A. Les complémentarités sont à organiser au sein de territoires sanitaires.

Les soins, au sens large, doivent être organisés au sein d'un millier de « Communautés professionnelles territoriales de santé » (CPTS), structures qui avaient été créées par la loi du 26 janvier 2016. Elles doivent constituer un espace d'organisation et de coordination des professionnels de soins de ville, pour un bassin de population donné. Selon qu'on est sur un territoire rural ou urbain, avec des densités très différentes de population, une CPTS pourra couvrir entre 20 000 et 100 000 habitants.

Le projet évoque la création, en cinq ans, de 2 000 CPTS chargées des missions suivantes :

garantir l'accès à un médecin traitant pour tous les habitants du territoire ;

répondre aux demandes de soins non programmés (c'est-à-dire pour lesquels il n'y a pas eu prise de rendez-vous, normalement, en raisons d'une urgence) ;

organiser l'accès à des consultations de médecins spécialistes ;

réaliser des actions de prévention ;

sécuriser les passages entre des soins de ville et d'hôpital, pour préparer une hospitalisation ou pour préparer une sortie d'hôpital ;

maintenir à domicile des personnes fragiles, âgées ou polypathologiques.

A ce titre, les CTPS doivent organiser la coopération de la médecine de ville avec les établissements de santé (publics et privés) et médico-sociaux et avec l'hospitalisation à domicile. Ainsi, pour replacer le patient au cœur du soin, le projet « propose d'aller davantage vers une logique de parcours de soins visant à limiter, tout au long de la prise en charge, les actes redondants ou les pratiques non pertinentes ».

B. La médecine de ville doit profondément évoluer.

A l'exercice isolé de la médecine de ville devraient rapidement succéder des structures d'exercice de soins coordonnés, permettant complémentarités et ouverture vers les autres structures de la CPTS.

Pour permettre aux médecins de consacrer une plus grande part de leur temps à leur cœur de métier, il est prévu :
de les épauler par des « assistants médicaux », une nouvelle profession ;
de les décharger de certaines tâches en les déléguant à d'autres professionnels ayant des compétences étendues, tels les infirmiers/infirmières ou les pharmaciens
Le développement de la télémédecine doit, en outre, permettre d'élargir le champ des possibles, au-delà des professionnels d'une CPTS.
Ceci devrait permettre de dégager du temps de médecins ;le projet évoque la possibilité, grâce à tous ces moyens conjugués, de « libérer » 37 000 équivalent temps plein de médecins, source colossale d'amélioration du système de soins.

Les organisations de médecins s'opposent à ces transformations (à tout transfert de certains de leurs actes à d'autres professions de soins existantes ou à créer, à l'encontre de ce qui se fait dans d'autres pays qui n'ont rien à nous envier en ce qui concerne la qualité des soins et, moins encore, l'état de la santé) qui « empiètent » sur les canons traditionnels de la médecine, en agitant le spectre d'une médecine au rabais, quand ce n'est pas même la « disparition » de la médecine
Cette opposition aide à justifier la demande d'augmentation du nombre d'étudiants en médecine, tout en marquant une distinction sociale avec d'autres professionnels considérés comme de deuxième zone.

La nécessité de créer de nouveaux métiers de soins est évoquée, largement en vain, depuis fort longtemps. Le retard français est considérable, par exemple par rapport à des pays anglosaxons (Grande Bretagne, Canada, Etats Unis d'Amérique) où des « infirmières praticiennes » peuvent établir certains diagnostics, prescrire des examens ou des médicaments et orienter vers des spécialistes.

Le 2 février 2011, Laurent Hénard, député (UMP) remettait à Xavier Bertrand, ministre en charge de la santé et à Valérie Pécresse, ministre de l'enseignement supérieur, un Rapport jugeant « impérative » la création de métiers « intermédiaires » entre médecins et professions paramédicales. Ces personnels, aux compétences définies, travailleraient en équipe, avec des délégations de tâches prévues par la loi HPST, pour exercer de nombreuses missions ne justifiant pas le niveau de formation des médecins : renouvellement d'ordonnances, éducation thérapeutique, suivi de personnes âgées, coordination de parcours de soins.

Un contre-feu avait été allumé par un important syndicat de médecins libéraux (CSMF), critiquant la volonté de faire appel à des demi médecins, moins onéreux, pour faire des économies, comme si cet objectif était par essence condamnable.

Ceci doit s'accompagner d'adaptations des formations aux métiers de la santé avec un « décloisonnement », ce qui nécessite de profondes transformations des études médicales avec des passerelles entre diverses formations.

C. Les établissements de soins seront mieux hiérarchisés

Le projet de restructuration évoque le repositionnement et la revalorisation des soins hospitaliers de proximité, plus que jamais nécessaires en raison du vieillissement de la population et de l'augmentation des maladies chroniques. Un certain nombre d'hôpitaux existants, ou de secteurs d'hôpitaux seront « labellisés » « hôpitaux de proximité » et travailleront en lien avec les services de la CPTS, cette complémentarité des acteurs permettant d'organiser de véritables parcours de soins.

Les cas plus graves seront dirigés vers des établissements hospitaliers ayant des services et des équipements plus « pointus » et même vers des établissements ultra spécialisés, qui se situent hors CPTS

Il est enfin dit que des modèles de tarification mixtes, c'est-à-dire des financements au forfait (en rupture avec la tarification à l'acte à laquelle la médecine de ville est attachée, quitte à y ajouter des compléments) incluant la prévention, la qualité et la pertinence des soins, seront mis en œuvre progressivement. Là encore, il s'agit d'une révolution de pratiques bien ancrées.

6. Investir pour effectuer la transformation.

Le projet « Ma Santé 2020 » indique que sa réalisation nécessiterait une augmentation des dépenses à la charge de l'assurance maladie estimées à 3,420 Milliards d'euros en 4 ans (prévision faite avant la survenance de la pandémie du SRAS CoV 2 (qui a au moins bloqué et retardé la mise en œuvre du projet), ainsi détaillées :
1580 milliards pour la structuration des soins en ville et à l'hôpital, dans les territoires ;
500 milliards pour la transformation numérique en ville et à l'hôpital ;
420 milliards pour l'évolution des métiers et des formations
920 milliards pour le développement de l'investissement hospitalier.

Il s'agit bien là d'investissements pour transformer le système de santé. Il faut aborder maintenant la diabolique question de la réforme des rémunérations dans un système rénové.

7. Faire profondément évoluer les modes de rémunération.

Les modes de rémunération des professionnels sont profondément inadaptés à une transformation du système de santé pour qu'il réponde aux besoins.

A/ Le payement à l'acte est inadapté aux soins de bien des pathologies.

La rémunération à l'acte (consultations, avant tout) demeure la base de la médecine libérale française, donc celle de premier recours. Elle est organisée par une Convention pluriannuelle conclue entre l'Assurance maladie et les syndicats de médecins. Depuis 1982 des dépassements d'honoraires ont été admis, qui n'ont cessé de s'étendre depuis lors, de sorte que dans bien des zones du territoire, il est difficile ou même impossible de trouver des médecins en « secteur 1 » pour lesquels la prise en charge par l'Assurance maladie est complète. Là se situe une cause importante d'injustice qui nuit aux plus pauvres.

Les revenus des médecins étant principalement fondés sur le nombre des « actes » qu'ils réalisent, le système pousse à multiplier les actes techniques au détriment d'examens cliniques approfondis. Il est donc « inflationniste » et générateur d'actes inutiles.

De plus, la valeur donnée à chaque type d'acte ne tient guère compte des spécificités et des charges de ceux qui les effectuent. Pour réformer cette grille tarifaire, il serait indispensable d'en exposer publiquement les justifications.

La variété du nombre et de la valeur des actes, ainsi que l'implantation géographique de ceux qui les pratiquent, conduisent à des écarts considérables de revenus, qui n'ont aucune justification par rapport à leur utilité sociale.

Des modifications, à la marge, de ce mode de rémunération sont intervenues avec des versements de compléments, indépendants du nombre de consultations. Après de nombreux échecs un processus, initié par l'Assurance maladie sous le nom de « rémunération sur objectifs de santé publique » (ROSP) a fini par émerger, qui apporte un complément de rémunération mais dont les résultats en termes de santé publique sont non évaluables. C'est une sorte de « treizième mois » dont le respect est laissé au libre arbitre de chacun ; il est actuellement en vigueur.

L'augmentation du nombre de malades chroniques est la conséquence du vieillissement de la population, des dégâts environnementaux et même … des progrès médicaux. Il y a en France une vingtaine de millions de malades chroniques dont plus de la moitié font partie du groupe des malades en ALD par le régime l'Assurance maladie, effectif qui a doublé depuis une vingtaine d'années et qui augmentera sensiblement à l'avenir (plus ou moins rapidement selon l'attention qui serait enfin portée aux divers éléments qui influent sur ces maladies).

Or, le payement à l'acte est totalement inadapté à la bonne prise en charge des citoyens qui souffrent de maladies chroniques. Pour une prise en charge de la personne en ALD dans son ensemble, il faut une médecine intégrée (biomédicale, pédagogique, psychologique et sociale), qui est coordonnée entre soignants, personnels paramédicaux, travailleurs sociaux et personnels administratifs. La rémunération classique, « à l'acte », ne convient pas.

B/ La tarification à l'activité.

C'est la principale forme de couverture des charges pour les établissements de soins (et non pas de ceux qui y travaillent). Pour couvrir au maximum les dépenses, ce mode de tarification a conduit à multiplier les actes et à des rythmes de travail qui excluent ou entravent tout travail de prévention ou d'éducation thérapeutique, indispensable pour qu'un malade puisse prendre en partie en charge ses soins.

Lorsque l'on parle de « rémunération » des personnels de soins, la différence est fondamentale entre la pratique libérale, payée pour l'essentiel en honoraires et la pratique hospitalière, payée pour l'essentiel en salaires.

C/ De meilleurs modes de rémunération sont à peine esquissés.

Des modalités nouvelles de rémunération ont été mises en œuvre dans des structures pluri professionnelles, ces structures d'avenir encore si peu développées. Des Agences Régionales de Santé ont passé quelques contrats avec elles, pour rémunérer des activités nouvelles : des activités de coordination, de coopération entre médecins et infirmières et d'éducation thérapeutique ; des règles sont alors fixées pour la répartition de la rémunération globale entre les professionnels.

D/ La mise en œuvre de « Ma Santé 2022 » nécessite de profondes transformations

« Ma Santé 2022 » indique que sa mise en œuvre implique que le financement de « la santé » soit totalement repensé pour renforcer la prise en compte de la qualité des soins, de la prévention et de la coopération entre professionnels. ». La ligne est ainsi exposée dans une annexe de « Ma Santé 2022 » : « Le système de santé français est caractérisé par un modèle de financement très variable en fonction des secteurs de soins, reposant majoritairement sur la quantité des soins produits dans le domaine des soins de ville et des soins hospitaliers de médecine, chirurgie et obstétrique. Les autres secteurs [note de l'auteur : il s'agit notamment de la psychiatrie] sont financés par des enveloppes dont les fondements sont parfois très largement établis sur des bases historiques.

La transformation du financement apparaît donc nécessaire pour inciter davantage les acteurs à développer la prévention, s'assurer d'un standard élevé de qualité, rechercher une plus grande pertinence des soins et prendre le temps d'une plus grande coordination. Les évolutions apparaîtront plus ou moins importantes en fonction des types de soins et des secteurs. » Ces évolutions sont tracées par le projet.

Sans disparaître la rémunération à l'acte devrait régresser pour faire une beaucoup grande place à des financements forfaitaires, soit purement par capitation (c'est-à-dire, par patient suivi, quelque soit le nombre de consultations), soit par des forfaits tenant compte de facteurs tels que :

la participation des professionnels à un exercice collectif, dont la place ira croissant ;

l'atteinte d'objectifs spécifiques tels que la prévention, à condition que ces objectifs puissent être mesurés.

Le « chantier », c'est-à-dire la transformation des rémunérations des professionnels de soins est d'une extraordinaire complexité, pour des motifs techniques mais surtout pour des raisons politiques. Pour porter cette réforme du financement du système de santé, un groupe de travail a été constitué sous la houlette du Directeur de la recherche, des études, de l'évaluation et des statistiques (DRESS). Elle implique de procéder à des expérimentations ainsi que prévu par la loi de financement de la sécurité sociale pour 2018 (art 51), pour en tirer des enseignements.

Au début de 2021, force est de constater que le chantier est en sommeil (sans savoir s'il se « réveillera » une fois passée l'épidémie de SRAS CoV 2) alors que sa poursuite est d'importance primordiale..

8. Faire évoluer les compétences professionnelles.

« Ma Santé 2022 » prévoit d'adapter les métiers donc les formations aux enjeux de la santé de demain. Cela implique de très nombreuses évolutions et notamment :

de former à un exercice décloisonné des soins ;

de donner une formation universitaire aux professions paramédicales ;

de diversifier les « profils » des étudiants ;

d'intégrer la prévention à tous les cursus.

Le « numerus clausus » est supprimé, afin de satisfaire les revendications corporatistes des médecins. En effet, ce n'est pas le nombre des médecins qui pose un grave problème ; c'est leur répartition géographique qui les conduit à s'installer là où ils le veulent et non pas là où on a besoin d'eux , ainsi que leur résistance à ce que l'on organise des délégations de tâches, les « privant » d'une part e leurs activités.

A l'occasion du débat sur ce qui est devenu la loi du 24 juillet 2019 (voir ci-dessous) Patrice Diot, médecin, Président de l'Observatoire national de la démographie des professions de santé avait rappelé : « Le problème en France, ce n'est pas le nombre, c'est la répartition sur le territoire. » et de préciser, devant la décision d'augmenter le nombre des médecins jusqu'à 20 % environ, qu'on risque de se retrouver « dans la même situation que dans les années 1980, où l'on encourageait les préretraites des médecins trop nombreux . »

9. Concerter et diriger la réalisation du « projet ».

Les initiateurs du projet avaient écrit qu'une telle révolution « repose à la fois sur une convergence des diagnostics posés sur les dysfonctionnements de notre système de santé aujourd'hui et sur la méthode de concertation avec les différents acteurs de notre système de santé [sur tout le territoire], méthode adoptée tout au long des travaux préparatoires et qui se poursuivra pour accompagner la mise en œuvre concrète des mesures annoncées. »

Même pendant la période qui précéda la pandémie de 2020, la concertation n'a, semble-t-il, pas été très intense.

Le « moteur » prévu était un « comité de pilotage » présidé par le ministre en charge de la santé, réunissant des élus, des usagers et des professionnels de santé, s'appuyant sur les services techniques ministériels et de l'Assurance maladie

10. Les textes législatifs initiant certaines réformes.

Deux étapes sont intervenues.

A./Premier élément, la loi 2019-774 du 24 juillet 2019 comprend des dispositions législatives nécessaires à la réalisation du projet « Ma Santé 2022 », en 3 ensembles.

1 Décloisonner les parcours de formation et les carrières des professionnels de santé.

La première année des études a été réformée, les critères de sélection ont été modifiés pour faire une meilleure place aux compétences, des passerelles ont été développées et la diversité des profils des candidats favorisée.

Le deuxième cycle des études a également été rénové avec une procédure d'orientation prenant en compte les connaissances mais aussi les compétences cliniques et relationnelles.

Enfin, pour apporter une micro solution aux déserts médicaux, une disposition permet à des internes en médecine de venir soutenir un médecin installé dans les zones « sous-denses ».

Mais l'article 5 renvoie à des Ordonnances les procédures de certification de la formation tout au long de la vie des médecins et autres corps de professions de soins. Quelque chose d'essentiel est ainsi, une fois encore, renvoyé à plus tard.

2 Créer un collectif de soins au service des patients et mieux structurer l'offre de soins des territoires.

La création de « projets territoriaux de santé » doit mettre en cohérence les initiatives de tous les acteurs dans un territoire. Il faut noter la vive inquiétude des médecins craignant d'être contraints de rejoindre les CPTS, d'autant plus que la ministre avait évoqué (sans plus) que la rémunération des professionnels de santé pourrait être modulée en fonction de leur participation à cet exercice coordonné.

Quelques dispositions ont concerné les hôpitaux de proximité mais l'organisation de la gradation des soins entre « niveaux » hospitaliers a été renvoyé à des Ordonnances.

Enfin, la stratégie et la gouvernance ont été renforcées au sein des Groupements hospitaliers de territoires.

3 La loi fixe enfin des dispositions visant :

à « développer l'ambition numérique en santé » ; elle crée la « Plateforme des données de santé ».

et à doter chaque citoyen (appelé : usager) d'un « espace numérique en santé », comprenant son DMP. Mais il reste toujours possible à son détenteur d'en extraire des données, ce qui en limite très fortement l'intérêt.

Pour alléger la tâche des médecins et libérer ainsi du temps chez ces professionnels aux compétences pointues, plusieurs mesures avaient été envisagées, qui ont échoué, sous la pression des lobbies médicaux, lors de la préparation de ce qui est devenu la loi du 27 juillet 2019

les pharmaciens auraient pu être autorisés à délivrer certains médicaments sans ordonnance (donc sans visite médiale préalable), selon un protocole établi par la Haute autorité de santé (HAS).

l'obligation faite aux étudiants en médecine, de faire un stage dans un désert médical, pour accéder au troisième cycle des études médicales a été abandonnée après avoir été rejetée par un syndicat de jeunes médecins généralistes.

donner aux patients un « droit opposable » à bénéficier d'un « médecin traitant », nécessaire pour le respect de ce qu'on appelle le parcours de soins (qui a en théorie des implications financières), veut dire que les Caisses primaires d'Assurance maladie auraient eu obligation de désigner un médecin traitant pour les patients n'en ayant pas. Cette proposition a été refusée à la
fois par les médecins libéraux et par le directeur général de l'Assurance maladie.

B/ Second élément, pour clore la négociation dénommée « Ségur de la santé » qui s'acheva en juillet 2020, après la première vague du SRAS-CoV-2 qui avait mis à rude épreuve les hôpitaux, les députés du groupe LREM avaient déposé une proposition de loi qui contenait une disposition fort importante : la création d'une « profession médicale intermédiaire ».

L'exposé des motifs expliquait : « L'exercice légal de la médecine en France conduit à un cloisonnement important des professionnels de santé avec d'une part le médecin diplômé d'un bac plus 10 et d'autre part l'infirmière titulaire d'un bac plus 3. Or, la démographie de ces professionnels de santé et leur répartition sur le territoire national ne permet pas toujours de répondre aux besoins de santé de nos concitoyens. »

Cette disposition a été balayée, devant l'opposition des instances médicales relayées par une majorité de députés, en première lecture du projet de loi (et il n'y a donc aucune chance qu'elle soit rétablie ultérieurement) ; de même que l'accroissement de l'autonomie professionnelle des sages-femmes, également victime du conservatisme corporatif des médecins.

Chapitre 22. Mettre en œuvre « Ma Santé 2022 », mais autrement pour aller bien au-delà.

La grave crise sanitaire, économique et sociale qui a frappé la France, à partir du début de 2020, a tellement mis en valeur les hôpitaux, leurs services de réanimation et le dévouement de leurs personnels, que le grand Plan visant à restructurer le système de soins français, assez profondément inadapté aux besoins mais assez systématiquement choyé par une majorité des professionnels de soins et la population, malgré quelques réticences, risque bien de sombrer dans le profond désir d'immobilisme qui marque la Société française.

La résolution, au moins temporaire et partielle de la crise hospitalière aigue de 2020, par les mesures adoptées au « Ségur de la santé », risque de faire définitivement abandonner la volonté réformatrice exprimée, dès son élection, par le Président Macron et à laquelle les oppositions corporatistes, à l'époque, n'ont pas osé s'attaquer de front.

Les Français ont tout intérêt à éviter « l'enterrement » du projet « Ma Santé 2022 » (qui a pris du retard, du fait de la pandémie de SRAS CoV2). Mais il faut y adjoindre des mesures insuffisamment développées ou même ignorées. Car, aussi remarquable soit-il, ce plan fait montre de « timidités » sur plusieurs points, peut-être en partie pour ne pas accroître les réticences que ses nombreuses hardiesses suscitent dans les professions de soins où, nombreux sont ceux qui ne voient d'améliorations possibles que dans des augmentations budgétaires continues afin de perpétuer l'existant.

Il est grand temps de mettre fin à des scandales d'Etat. Il faudrait aussi replacer les mesures à adopter dans un « format » politique d'ensemble, car c'est seulement dans un cadre clairement assumé que l'on pourra construire quelque chose de durable.

1. Réaliser enfin la plateforme des données de santé (HDH).

Même depuis que la loi du 26 janvier 2016 a décidé de créer un Système national de données de santé (SNDS), la France, qui a pris des années de retard, semble toujours traîner des pieds.

Le rapport que le député Cédric Villani intitulé « Donner un sens à l'intelligence artificielle ; pour une stratégie nationale et européenne », a remis au Président de la République, allait enfin donner un certain élan. Une plateforme d'exploitation des données de santé, dénommée Health Data Hub (HDH) a été créée par la loi du 24 juillet 2019. Un responsable stratégique (Dominique Pon) et un chef de projet (Stéphanie Combes) ont été nommés.

Sa création avait déjà fait l'objet de travaux préparatoires. Dans le quotidien « La Dépêche », Dominique Pon, sous le titre « Avec le numérique, le patient deviendra acteur de sa santé », écrivait le 2 janvier 2019:

« Nous sommes en retard, même par rapport à nos proches voisins européens et notre système est très complexe et très morcelé : il existe de nombreuses ruptures dans la communication du parcours de santé qui débouchent sur des interruptions de prise en charge. Le deuxième constat c'est que le citoyen français ne dispose d'aucun outil numérique pur accéder à ses données de santé ainsi qu'à des outils de transmission sécurisés.

Il est important d'avoir un outil ultra-sécurisé et éthique, et c'est aux pouvoirs publics de gérer ça pour ne pas tous finir chez Google. Il faut également évoquer l'enjeu de l'Intelligence Artificielle, de l'éthique des algorithmes : on ne peut pas rester sur une vision purement libertaire, les pouvoirs publics doivent se mouiller.

En France, le numérique s'est développé dans le domaine de la santé sans clarification des bases : il n'existe pas d'identifiant national de santé, il n'y a pas de messagerie sécurisée unique pour échanger des données, etc.|...] Nous devons tous avoir les mêmes référentiels d'échanges|...] L'idée (validée par le Président Emmanuel Macron et la ministre Agnès Buzyn), c'est que, de la naissance à la mort, chacun de nous dispose d'un espace numérique de santé avec des services, des applications validées par l'Etat. Le Dossier médical partagé (DMP) n'en serait qu'une brique. Le pari, c'est de dire que le numérique en santé va se moderniser autour du citoyen, qu'il ne sera pas seulement au service des personnes malades. Quant au patient, on lui donnera des outils pour qu'il soit acteur et pas simplement un objet de soins, c'est un enjeu majeur. »

Le 4 mars 2020, interrogés par Laure Belot, dans le quotidien « Le Monde » (article intitulé « Ruée mondiale sur les données de santé ».), Dominique Pon et Stéphanie Combes firent un point consternant.

Sur le plan technique : « Le chantier est immense. Pour l'instant, seules les données médico-administratives (SNDS ; registres de l'assurance maladie, inscriptions hospitalières...) sont rassemblées dans un fichier unique. Les données de soins, elles sont dispersées dans une multitude de lieux (CHU, laboratoires de ville, centres de recherche, sociétés savantes...) et sous de multiples formats informatiques ». « Les pouvoirs publics ont laissé, au début des années 2000, le système de soins français s'informatiser de façon indépendante et il ne s'est pas construit de façon harmonieuse ». Difficile, dans ces conditions, que toutes les données puissent « se parler » informatiquement.

Mais un autre frein à cette plateforme n'est pas technique. « En cause ? Le partage de la valeur créée et de la propriété intellectuelle liées à la mise à disposition de ces données, indique Stéphanie Combes. Certains CHU ou centres de recherche veulent que chaque société privée qui va accéder aux données contractualise avec eux et se mette d'accord sur un partage de la valeur créée ». [...] « l'histoire de la valorisation des données de santé a un côté très malsain. Si on était dans un système où toute la santé était gérée par des organisations privées, cela pourrait se comprendre. Mais nous sommes dans un système où tout (professionnels de santé, logiciels de santé, recherche) est financé par la solidarité nationale et administré par les pouvoirs publics, qui sont donc dans leur rôle pour définir des règles éthiques à la française afin d'éviter toute logique marchande ».

La situation subit donc des blocages et si la France « rate le coche », elle dépendra, dans ce domaine encore, de puissances étrangères. C'est ce qu'explique Stéphane Grumbach, directeur de recherches à l'Institut national de recherche en informatique et en automatique (INRIA), dans le même article : « Dans tous les secteurs d'activité, les données sont désormais gérées par de très grandes plateformes, domaine dans lequel les Etats-Unis et la Chine, qui ont massivement misé sur des start-ups pour les créer, sont très en avance. La santé ne va pas échapper à ce mouvement. Or il manque pour l'instant une plate-forme en France, tout l'enjeu est là. Il est essentiel qu'il y ait de telles plateformes en Europe, car celles-ci, avec leur logique, leurs valeurs et leurs normes, influeront fortement sur les politiques nationales de santé. [...] Dépendre de plateformes étrangères dans ces domaines comme la santé ou l'éducation, c'est inhiber la capacité même de gouverner. »

Devant la poursuite de la course de lenteur, un « collectif » de professeurs de médecine s'est exprimé dans le journal « Le Monde » du 30 octobre 2020, dans un article intitulé : « Les données de santé ; un patrimoine commun qui doit servir à améliorer le bien-être de tous. », dont voici quelques remarques:

« Il est urgent de rappeler que nous disposons d'un immense potentiel sous-exploité : des millions de données administratives, sociales, médicales et environnementales

En tant que médecins, chercheurs, épidémiologistes et économistes, nous travaillons tous les jours à résoudre des problématiques complexes pour améliorer le bien-être de tous. [...] Cependant, nous nous heurtons à la même difficulté : l'accès limité aux données de santé. Pourtant en France, des données exhaustives et précises sur nos conditions de vie, notre santé, les soins que nous recevons, sont colletées tous les jours. Ces données sont nombreuses, souvent de qualité, mais peu ou pas disponible pour la recherche. Nous ne comptons plus sur les travaux ralentis, voire abandonnés, faute d'un accès effectif aux données de santé. [...] L'enjeu principal : la santé de nos concitoyens et notre capacité à faire face aux grands enjeux présents et futurs qui s'y rapportent.

Pour cela, il nous faut collectivement changer de regard sur ces données. [...] Toutes les institutions de notre pays (hôpitaux, mairies, Assurance maladie...) génèrent et gèrent des données. [...] Tout se passe comme s'ils en étaient eux-mêmes les propriétaires alors qu'elles appartiennent de fait aux citoyens. {...] Ces données sont un patrimoine commun devant servir à améliorer la santé de tous. Il est indispensable de fournir un cadre éthique, technique, humain et financier à même d'assurer cette mutualisation au service de la recherche. [...] Il faut imposer le partage des données ».

2. Mettre enfin en place le dossier médical partagé (DMP).

Depuis 2004, la mise en œuvre du DMP(voir le chapitre 19) a, de facto, été laissée à l'abandon, malgré quelques essais partiels et déclarations faisant croire que cette réforme cruciale est en bonne voie.

« Ma Santé 2020 » fait montre, là encore, d'une certaine timidité, n'évoquant qu'accessoirement cet outil indispensable tant dans l'intérêt de chacun que dans l'intérêt collectif. S'il est toujours question de généraliser le DMP (dès 2018, disait le plan !), il n'est question ni de le rendre pleinement efficace pour chaque individu (en le rendant obligatoire et en ne permettant plus que certaines informations n'y figurent pas), ni de le considérer en tant qu'élément d'utilité collective en utilisant ses données, certes anonymisées, pour mieux orienter les bonnes pratiques, donc pour mieux gérer les soins, en lien avec les données de santé dont il a été question, sauf à affirmer que ses données se retrouveront toutes dans le HDH.

Au début de 2021, on constate que rien n'est fait pour généraliser le DMP, « partagé » et non « personnel » et rendre son usage obligatoire.

3. Décider enfin d'un numéro de téléphone unique pour les appels sanitaires.

Dans « Ma Santé 2022 », il n'en est nulle part question.

Un enjeu majeur de la réorganisation de l'offre de soins, en France, passe par la mise en place d'un système qui empêcherait d'accéder aux urgences hospitalières aux personnes qui n'y sont pas envoyées, après un « tri médical » exercé à l'extérieur des hôpitaux et qui les dirigerait vers le service sanitaire le mieux apte à répondre à leur besoin.

Il en a été abondamment été parlé au chapitre 17. Malgré de nombreuses palinodies, rien n'a été décidé. Il est inadmissible qu'il ne soit pas mis fin à cette situation confuse et inefficace, nuisible aux citoyens, mais qui perdure parce que le désordre profite à tant d'intérêts.

4. Restaurer enfin une couverture médicale nationale.

Aucun gouvernement ne voulant faire prévaloir l'intérêt général face au corps médical, ainsi que nous l'avons vu précédemment, « Ma Santé 2022 » fait évidemment pratiquement la même impasse. Les seules mesures envisagées sont :

de créer 400 postes de médecins généralistes à exercice ville-hôpital partagé, salariés, pour des territoires « prioritaires » ;

de déployer la télémédecine enfin reconnue comme acte médical de droit commun et correctement organisée techniquement, prioritairement dans des EHPAD, dans des Maisons de santé et dans des hôpitaux de proximité à créer.

La pratique de la télémédecine a été reconnue officiellement par la loi de 2009, « hôpital, patients, santé, territoires », avec précisément pour objectifs, de faire le pont entre les territoires (les peu dotés et les mieux dotés en compétences soignantes) et les lieux de soins (structures hospitalières et non hospitalières).

Il a fallu des années pour commencer à mettre concrètement en marche cette avancée qui, certes, ne permet absolument pas de remplacer toutes les « consultations » et tous les « examens », ce qui n'a jamais été envisagé, mais qui permet « d'enjamber » les distances géographiques, techniques et de compétences, pour mieux soigner.

Tout achoppa pendant des années, faute d'accord entre l'Assurance maladie et les médecins. Un retard considérable a été pris. Ce n'est qu'en 2016 qu'un accord est intervenu sur le remboursement de telles consultations, ce qui fait qu'elles ont pu commencer, mais elles sont demeurées confidentielles puisque, dans la première semaine de mars 2020, il y en eut encore moins de 10 000. La pandémie, en confinant la population, explique que leur nombre ait bondi ; il dépassa le million dans la semaine du 30 mars au 5 avril 2020.

Pour pouvoir pleinement bénéficier de cette technologie, qui pourra bouleverser le suivi sanitaire de millions de patients, en particulier atteints de pathologies chroniques, et de, personnes âgées, il faudra affiner et développer de nombreux points techniques qui sont encore à peine esquissés, en particulier : où situer des cabines adaptées et avec quels personnels organiser leur fonctionnement pour que ce système décloisonne les institutions et aide à combler, en partie au mois, les déserts médicaux.

Bien au-delà de ces mesures utiles, un volontarisme s'impose, pour le bien de millions de Français, dont on ne comprend pas qu'il soit depuis si longtemps refusé dans ce qui devrait être notre service public de santé. Les mesures à prendre sont connues et il en a été question dans ce livre. Il faut avoir le courage de faire prévaloir l'intérêt général sur les intérêts particuliers.

Cette lâcheté continue est un autre scandale d'Etat.

5. Rendre enfin effectives de « bonnes pratiques ».

Les actes médicaux inutiles ou même nuisibles sont légion ; Il faut en réduire l'ampleur.

Depuis sa création en 2004, la HAS a, parmi ses missions, un travail important de définition de « bonnes pratiques ». Malheureusement, la collectivité n'en tire pas du tout autant qu'il le faudrait parce qu'aucune obligation ne s'imposant, les praticiens ne les connaissent que s'ils le veulent bien et ne les appliquent aussi que s'ils le veulent bien. L'important travail effectué par la HAS depuis sa création demeure plus informatif que pleinement efficient.

Gênée par cette situation, Agnès Buzyn, ministre de la santé, qui avait été présidente de la HAS avait déclaré le 14 février 2018 : « Pour mettre en œuvre cette pertinence des actes, nous lançons un chantier piloté par la Haute Autorité de Santé, avec l'Assurance maladie et une association d'usagers, France Assos Santé. Nous allons saisir les conseils nationaux professionnels dans toutes les disciplines pour qu'ils nous proposent chaque année des parcours pertinents et évolutifs, sur lesquels ils devront s'engager »

L'engagement dont il était ici question, ne pourrait provenir qu'à travers le système « conventionnel » entre soignants et Assurance maladie ce qui est on ne peut plus hypothétique. Rien dans cette déclaration ne mettait fin à l'application purement volontariste de « bonnes pratiques ».

Et la ministre poursuivait : « Nous attendons les premières propositions pour septembre [2018]. Cela ne veut pas dire qu'il faut tout normer, mais beaucoup de pathologies peuvent l'être. Aujourd'hui, un diabétique, selon qu'il est suivi par un endocrinologue ou un généraliste, n'a pas le même nombre de consultations ou d'examens, le même accès au podologue, cardiologue, ophtalmologue…Il faut réduire ces disparités de prise en charge. »

C'est en 2022 que l'on devait atteindre ces mesures systématiques de qualité pour 10 pathologies ; il eut fallu ensuite parvenir à « persuader » collectivement, de mettre en œuvre les meilleurs parcours.

A la fin de 2020, un seul chantier a débuté et l'extraordinaire « retard » n'est pas seulement imputable à l'épidémie de SRAS CoV2. Imagine-t-on ce projet voir le jour ?

Pour mettre en œuvre de bonnes pratiques, il est absolument illusoire de compter sur la « bonne volonté » de la plupart des soignants. Il faut, pour ce faire, un cadre relativement contraignant qui devrait être imposé au fur et à mesure que l'on peut affirmer que certains maux relèvent d'une « bonne pratique » normée.

6. Prendre enfin soin de la santé mentale

Les préconisations sont très largement concordantes et se ramènent, pour l'essentiel, à ce que les 2 députées ont écrit : « Il est urgent de déployer des moyens importants sur les structures extrahospitalières, qu'elles soient sanitaires, sociales ou médico-sociales. »

Pour le reste, bien des mesures ont été préconisées. Elles se retrouvent, pour l'essentiel, dans la « feuille de route » donnée, en 2019, par le gouvernement, au Délégué interministériel à la santé mentale et à la psychiatrie, qui comporte 37 « orientations », la dernière, particulièrement difficile, étant d'« adapter les ressources et faire évoluer le modèle de financement de la psychiatrie. »

7. Sortir l'Assurance maladie de son rôle essentiellement passif.

Le Code de la Sécurité sociale contient des dispositions qui concernent le contrôle médical spécifique à l'Assurance maladie ; il est exercé par le « service de contrôle médical »

(SCM), lequel est en contraction continue depuis de nombreuses années pour une raison qui affecte profondément sa capacité d'action :la faiblesse de la rémunération des médecins salariés par comparaison avec le revenu moyen des généralistes de pratique libérale (phénomène déjà signalé comme cause de l'affaiblissement de la PMI et de la médecine scolaire et universitaire)tarit leur recrutement au point que des postes demeurent vacants.

Plusieurs tâches incombent au service de contrôle médical.

1°/ D'abord, il doit donner son accord préalable à ce que soient dispensées des prestations de deux ordres :

celles « dont la nécessité doit être appréciée au regard d'indications déterminées ou de conditions particulières d'ordre médical » ; par exemple, les cures thermales.

celles dont qu'il faut autoriser, en mettant en balance, d'une part, leur caractère innovant ou des risques encourus par le bénéficiaire et, d'autre part, l'état du bénéficiaire ou la possibilité de choisir une alternative thérapeutique.

Les économies réalisées du fait de ces ententes préalables ne sont, actuellement, plus évaluées. Il semblerait que le nombre des ententes préalables ait chuté du fait de la diminution des effectifs du SCM.

En Allemagne, nombre d'interventions, normalement prises en charge, sont reportées, lorsque leur urgence ne le justifie pas médicalement, afin de contenir les dépenses.

2°/ Ensuite, le SCM : « constate les abus en matière de soins ».

De nombreux soins répondent à des critères de mise en œuvre définis par la HAS. Mais le SCM n'intervient qu'extrêmement rarement pour obliger à les suivre, ce qui n'est d'ailleurs pas dans sa mission. Dans des cas tout à fait exceptionnels, le SCM s'efforce de poursuivre des abus. Ainsi, pour prendre un exemple, le SCM a relevé que certains chirurgiens multipliaient des interventions de chirurgie « bariatrique. » Lorsqu'il a estimé que cela pouvait mettre en danger le patient, l'Ordre des médecins a été saisi en vue d'une sanction pouvant, si l'Ordre le décide, aller d'un simple avertissement à l'interdiction d'exercer durant une période donnée.

En matière d'arrêts de travail, forme bien particulière de soin, en cas de non justification médicale constatée, le versement d'indemnités journalières est interrompu. Lorsque le SCM identifie un prescripteur jugé abusif, il peut, là encore, saisir l'Ordre des médecins pour d'éventuelles sanctions ;

La loi du 13 août 2004 et la Convention entre l'Assurance maladie et les syndicats de médecins permettaient aux directeurs de caisses de sanctionner, par des « amendes » pouvant aller jusqu'à 6 000 euros et par des interdictions d'exercer jusqu'à 3 mois, lorsqu'on constate :

qu'un médecin dépasse nettement le nombre de prescriptions qui correspondent à une moyenne observée sur les ordonnances ;

un nombre « anormal » de prescriptions d'arrêts de travail.

Ces dispositions ont suscité une vive opposition de la part de syndicats de médecins généralistes qui sont aisément parvenus à « anesthésier » la loi.

La « surveillance » pourrait aussi s'appliquer à des prescriptions médicamenteuses pour des cas non prévus par l'Autorisation de Mise sur le Marché ; il conviendrait alors de s'appuyer beaucoup plus fermement sur les prescriptions de l'Agence nationale des Médicaments et des produits de santé et sur la Haute autorité de santé.

Ainsi, le SCM existe mais il est faible par ses effectifs et par ses pouvoirs puisque, pour l'essentiel, il ne peut que suggérer des sanctions à l'Ordre des médecins.

C'est d'armes autrement plus trempées dont on aurait besoin si l'on voulait vraiment protéger les finances de l'Assurance maladie, nos finances, contre des abus.

Plus largement, l'assurance maladie devrait être un acteur très actif du système de santé français, ce qu'elle n'a jamais été. Le Rapport de 2004 du HCAAM, dont il a été fait mention au chapitre 5, déclarait : « L'assurance maladie ne peut plus se contenter d'être un simple dispositif de paiement pour des soins qui s'organisent tout seuls. Pour être efficaces, les politiques d'assurance maladie doivent nécessairement porter aussi, en concertation avec tous les intervenants, sur l'organisation du système de soins. »

8. Oser un « big bang » politique.

L'Assurance maladie est l'une des « branches » de la Sécurité sociale, avancée sociale majeure, conçue en 1945, malgré l'opposition d'une partie des représentants professionnels des médecins. Depuis lors, ses structures ont été très souvent amendées mais, aussi méconnaissables et vermoulues soient-elles, l'image qui s'attache à son nom l'a fétichisée au point que son fonctionnement puisse nuire à sa tradition de solidarité.

Rappelons qu'il s'agissait, à l'origine, d'une caisse d'assurance des seuls travailleurs salariés, confiée à des structures à gestion paritaire (par des syndicats représentants des employeurs et des salariés), fonctionnant avec des cotisations assises sur les salaires versés ;

Tout a été bouleversé depuis lors, dans le nombre de ses bénéficiaires (avec une extension à toute la population), dans les structures des « caisses » (particulièrement par la loi de 2004), dans la gouvernance de l'ensemble (par l'Etat et le Parlement) et dans les financements (au cours du temps).

Un curieux partage s'est opéré avec d'une part, le secteur hospitalier, géré par le ministère en charge de la santé et conduit, dans le cadre de l'ONDAM à une gestion plus « contrainte » que le secteur de la médecine de ville, et, d'autre part, celui-ci, ne subissant guère de contrainte financière, cogérée par un grand nombre de syndicats professionnels, forts, et une très faible Assurance maladie.

Alors que l'Assurance maladie était intégralement financée par des cotisations sociales lorsqu'elle ne protégeait qu'une partie de la population, elle devrait être financée, en 2021 par : 31 % seulement de cotisations, 62 % d'impôts (34 % de CSG et 28 % d'autres impôts) et 7 % d'autres sources. Le cocktail n'a plus rien à voir avec le financement des autres branches de la Sécurité sociale. Et lorsque l'on regarde la diversité de ses activités de même que les conditions dans lesquelles les professions de soins sont rémunérées, son nom, réducteur, d'Assurance maladie, induit en erreur.

Gérard Dubois membre de l'Académie de médecine, a osé réclamer, dans le quotidien « Le Monde » du 28 mai 2020, l'indispensable réforme de clarté qui, depuis des dizaines d'années, n'avait jamais été qu'évoquée que du bout des lèvres, tant elle est iconoclaste :

« La santé est une responsabilité régalienne. Comme l'armée, la police, la justice, la politique monétaire et fiscale. A ce titre, elle devrait en principe exclure toute gestion libérale. D'où cette question : comment serait-elle compatible avec le système libéral de santé ? La réponse est que si ce système est juridiquement libéral, il ne l'est pas économiquement. Il relève, au contraire, d'une économie administrée, basée sur des tarifs et non des prix résultant d'un équilibre entre l'offre et la demande. Surtout, juridiquement, le préambule de la Constitution de 1946 établit un droit à la santé, et l'un des principes de la constitution de l'Organisation Mondiale de la Santé stipule que « les gouvernements ont la responsabilité de la santé de leurs peuples ; ils ne peuvent y faire face qu'en prenant les mesures sanitaires et sociales appropriées ». On ne peut être plus clair : « la santé est bien une responsabilité régalienne, qui doit désormais être reconnue comme telle. [...] L'unique solution est donc qu'un ministère soit chargé à la fois de la santé et de l'Assurance maladie. »

Une brève expérience en ce sens fut esquissée dans le premier gouvernement d'Alain Juppé, du 18 mai au 7 novembre 1995 mais elle fut ben trop brève pour avoir pu amorcer tous les changements qu'on pourrait en attendre ; Elisabeth Huber a été ministre de la Santé publique et de l'Assurance maladie. C'est la hardiesse même de la réforme qui l'a condamnée, car elle fut réalisée sans un appui des citoyens, contre tous les intérêts potentiellement opposés.

La Santé publique, comme la prévention, qui en et une importante facette, émarge aux responsabilités de plusieurs portefeuilles ministériels ; il conviendrait de créer un Ministère délégué auprès du Premier ministre, en charge de la prévention et des soins, éventuellement assisté de deux Secrétaires d'Etat, l'un pour la prévention, l'autre pour les soins.

Conclusions d'ensemble.

Il ne sera ni possible, ni véritablement légitime, de réformer profondément le « système de santé » français, sans une prise de conscience profonde de ses imperfections et du contenu de la réforme avec ses avantages attendus et les contraintes nécessitées par sa réalisation.

L'opinion publique est actuellement majoritairement dans l'ignorance ou dans le déni. Le « modèle sanitaire» actuel, qui a été bâti par le corps médical, puis, peu à peu s' est « imposé » à une population qui, massivement, y a adhéré, même si elle se plaint (en vain) des failles dont elle souffre, n'est pas optimal et n'est pas durable, si l'on prend en considération l'évolution de la Société française dans les décennies à venir.

On demeure étonné que les ressources et charges de l'Assurance maladie, soient admis, sans états d'âme, par les citoyens-assurés-sociaux, de même que les « restes à charge » qui conduisent à des augmentations de tarifs des « mutuelles » et autres assurances complémentaires dans un pays où les prélèvements obligatoires (impôts et cotisations sociales) font l'objet de débats récurrents et légitimes et où l'on ne sait pas comment couvrir les charges croissantes de la « dépendance ».

Une franche explication sur les économies possibles, sans détérioration des soins, bien au contraire, pourrait peut-être faire bouger l'opinion.

Tout au long de ce livre, nous avons évoqué des raisons qui conduisent à la tentation de voir toujours croître le même système (c'est la version médicale de la course générale à la croissance), si possible quasiment « à l'identique », comme si l'augmentation des moyens et des dépenses socialisées pouvaient s'accroître à l'infini et déboucher sur une amélioration systémique.

Sans qu'il soit véritablement possible d'identifier les causes et les conséquences, dans un système où chaque élément interagit avec les autres, on constate que plusieurs éléments expliquent la situation actuelle.

1°/ Le corps médical (nous raisonnons sur une cohorte sociale ; il y a donc, évidemment, bien des exceptions) est, c'est paradoxal, moins intéressé par la « bonne santé » des citoyens (bonne santé qui s'acquiert par tant d'autres voies que par des soins médicaux) on l'a vu, dans la seconde partie de ce livre) que par les soins qu'ils peuvent prodiguer à leurs « patients » (ce mot est d'ailleurs très significatif d'une certaine vision très passive du citoyen, temporairement ou durablement malade), soins qui, au fil du temps, sont devenus de plus en plus « techniques ». La surabondance des actes (donc des dépenses) dispense d'une réflexion posée et de l'énoncé d'hypothèses souvent faciles à lever, sans examens complexes. On ne propose plus guère, au patient, de l'être un peu, et d'attendre éventuellement quelques jours ou avec une médication simple, avant de devenir l'objet d'une machinerie technique coûteuse.

La surutilisation de moyens techniques a fait progressivement s'atténuer, et parfois même disparaître, la fonction de diagnostic personnel et de soin, au sens profond du terme.

Cette évolution techniciste, et pas seulement le vieillissement et l'appétence à être « en forme », explique l'accroissement continu de la place des professions de soins.

2°/ L'industrie pharmaceutique a réussi à « séduire » le corps médical, au sens large, désarmé devant sa puissance qui s'exprime par de multiples canaux. L'absence d'enseignement sérieux, obligatoire et contrôlé des médecins, une fois leur diplôme et leurs thèses passés (donc l'absence d'enseignement post universitaire), facilite l'imprégnation des médecins par les présentations qui leur sont faites des produits pharmaceutiques, et ce d'autant plus qu'ils y sont souvent tout acquis depuis leur formation.

3°/ Le caractère purement incitatif des « préconisations » des institutions publiques (la HAS et l'ANSM), face à la pression des « lobbies », laisse les médecins, qui sont au demeurant jaloux de leur « liberté thérapeutique », peu armés devant les industries pharmaceutiques et les autres intérêts intervenant dans les domaines des soins. C'est une des raisons pour lesquelles les médecins français prescrivent en moyenne plus de médicaments et d'examens que leurs confrères dans tous les autres pays de développement comparable.

4°/ L'Assurance maladie, essentiellement cantonnée dans une fonction de « payeur », par la volonté conjointe des gouvernements et des professions de soins, n'exerce quasiment pas de contrôle sur le fonctionnement du système de soins et n'infléchit que très à la marge certaines pratiques dispendieuses et éventuellement néfastes telles qu'on en a vu plusieurs illustrations dans les pages qui précèdent.

En outre, la gratuité ou presque de nombreuses « prestations de santé » (visites chez les médecins, prescriptions médicamenteuses, examens divers, prestations des divers professionnels de soins dont la fonction sociale est, d'une certaine façon éminemment importante), a un côté extraordinairement pervers, en ce qu'il ôte tout frein à leur consommation. On aborde ici un chaînon essentiel de la situation actuelle.

5°/ La Société française, profondément transformée, depuis des décennies, est sans cesse plus impatiente de consommer toujours plus.

L'affadissement de nombreux mécanismes de socialisation conduit de plus en plus de gens, qui se sentent isolés, à se tourner vers « la calinothérapie » que constituent les rendez-vous, les contacts, avec le monde des soins.

Une omerta de plomb interdit à tous les acteurs de la Société française d'évoquer ouvertement des limites financières à la dépense médicale. Lorsque l'on côtoie des responsables politiques, y compris dans le vaste domaine de la « santé », tous savent et disent qu'il faudrait accepter des limites mais ne l'écrivent jamais. Comment peut-on penser qu'aucune contrainte financière n'existe dans ce seul et unique domaine ?

C'est par une série de limites, de freins démocratiquement consentis puis, s'il le faut, de sanctions en cas de « dérapages », s'appliquant à différents niveaux, du budget global (remplaçant l'ONDAM) aux prescriptions individuelles qu'il faut encadrer financièrement un service public non pas de « santé », mais « de prévention et de soins ».

6°/ Les responsables politiques, toutes tendances réunies, sont tétanisés par les exigences de ce « monde de la santé ». Quand ils ont l'intention d'effectuer des réformes profondes (c'est le cas du Président Macron et de la ministre Agnès Buzyn), ils sont désarmés par le « bloc » des soignants qui, sauf exceptions (il y en a toujours, ici ou là, nous l'avons vu dans la première partie), s'opposent à des réformes qui amélioreraient à la fois les conditions sanitaires et les finances publiques, mais réduiraient leurs libertés d'action et les revenus de certains d'entre eux. Ils mobilisent, à leur soutien, une population qui place son « salut », dans la sphère des soins.

A toujours manqué une pédagogie du « bien soigner » susceptible de remporter une adhésion majoritaire, sur un projet équilibrant la prévention, les soins et un calcul « coûts-avantages ». Un projet instituant un Service public de la prévention et des soins, avec un budget limitatif, comme tous les budgets de tous les autres services publics, devrait être élaboré.

Seul un débat public d'ampleur nationale serait peut-être susceptible de permettre au pays de sortir de cet état de sidération et de faire bouger les lignes, en réduisant la capacité de refus, à la condition d'expliciter comment les réformes proposées pourraient, collectivement, améliorer la situation sanitaire et, non moins nettement, réduire les coûts et les prélèvements obligatoires, libérant ainsi des fonds pour couvrir d'autres besoins comme ceux de la population dépendante, en croissance continue.

1. Tenter de responsabiliser la Société française.

Le groupe des dix experts en santé (comprenant Didier Sicard, Président du Comité national consultatif d'éthique), qui avaient préparé, en 2013, les « Semaines sociales de France », sous le titre « Mieux dépenser pour la santé de tous ? » écrivaient (pp 15 et 16) :

« Le principe de base de l'Assurance maladie, à savoir « contributions selon les revenus et prestations versées indépendamment de celles-ci, mais en fonction de l'état du malade » a été détourné. Le patient a été muté en un acheteur toujours solvable, disposant d'un droit de tirage illimité sur des ressources limitées, par l'intervention, le plus souvent masquée, de l'Assurance maladie et des assurances complémentaires. »

Aucune forme de ticket modérateur n'a pu y mettre fin, ni même le freiner : « Cette situation a donc contribué au développement de comportements de type « j'y ai droit, je prends », malheureusement avec une responsabilité très faible de chacun à l'entretien de sa propre santé et à l'« usage » approprié des acteurs ou des parties du système de santé (professionnels, examens, traitements, dispositifs d'urgence...), comme à leur coût. Mais aborder ce sujet (surtout si l'éclairage est braqué sur les bénéficiaires de la Couverture Maladie Universelle) est totalement « incorrect », tant pour les responsables politiques que pour les médecins, alors que cela permettrait d'ouvrir sur une analyse des causes et d'en rechercher les solutions. »

Evidemment, il n'y a aussi guère de signe de responsabilisation chez bien des professionnels de soins. Les mêmes auteurs relèvent : « des comportements a-normaux de certains professionnels de santé se sont développés, véritables abus de biens social sur un bien commun » Mais plus généralement : « La solvabilité des patients comme la volonté des politiques de ne pas contrarier leurs électeurs en ces domaines incitent d'ailleurs à s'accommoder d'une attitude conciliante des prescripteurs, devant des demandes peu ou non justifiées du patient (comme...pour les arrêts maladie) ou des confrères. Elle permet aussi d'instaurer de nouvelles pratiques plus onéreuses sans bénéfice préalablement démontré pour la santé publique comme pour les charges financières. »

Or, de façon perverse, les ressources ne semblent pas limitées, puisque le « système » fonctionne en mettant systématiquement en déficit les comptes de l'Assurance maladie et que ce déficit est couvert par un endettement que nous imposons à nos descendants de rembourser pour nous.

2. Faire émerger la « démocratie en santé ».

Dans les domaines de la « santé », les citoyens ne sont presque toujours que des « objets de soins », des « patients ». La loi du 4 mars 2002, dans ses dispositions sur la « Démocratie sanitaire », a fait un petit peu bouger les lignes :

l'« usager » (comme le dit la loi) du système de soins s'est vu reconnaître un droit à participer aux décisions médicales le concernant : accès à son dossier médical (dont on a vu qu'il est toujours partiel, insuffisant, mais dont on trouve des morceaux épars dans les hôpitaux, les cliniques, chez les médecins...), et possibilité de refuser un traitement (comme il est étrange qu'il ait fallu affirmer cela par la loi).

et, collectivement, les citoyens considérés dans leur situation de malades, sont représentés dans des instances sanitaires (Conseils d'administration des hôpitaux, Agences, structures médico-sociales ...). France Assoc Santé est l'interface entre les pouvoirs publics et, en 2021, avec 85 associations d'utilisateurs du système de santé.

La loi du 26 janvier 2016 parle de « démocratie sanitaire » dans ses dispositions qui ambitionnent de « renforcer l'efficacité des politiques publiques ». Des « conseils territoriaux de santé », intégrant « l'expression des usagers » étaient supposés définir les lignes à mettre en œuvre dans des « projets régionaux de santé ». L'impact de ces dispositifs de concertation, s'ils fonctionnent parfois, n'est pas mesurable ; les forteresses aux mains des administrateurs et des professionnels de soins ne se laissent pas volontiers pénétrer.

Christian Saout, membre du Collège de la HAS a déclaré : « Tant que la possibilité du débat public en santé, notamment, ne sera pas inscrit dans la loi, rien ne bougera. » Dans le débat public de reconstruction appelé de ses vœux par la HAS, la participation des associations de malades apportera des points de vue qui pourront (mais rien n'est moins sûr eu égard à l'attachement des citoyens à la médecine actuelle) se distinguer de ceux des « sachants » : les professionnels de soins.

Il sera notamment important d'obtenir leurs avis sur un problème important que la France devra affronter, en articulant des principes (au lieu de rester dans le flou) sur des choix qu'il faut faire pour la délivrance de certains soins, lorsque les moyens financiers ne permettent pas de les donner à tous ceux qui pourraient en avoir besoin.

3. Définir des « valeurs » professionnelles adaptées au 21ème siècle.

Dans un Rapport de 2018 intitulé intitulé : « Contribution à la stratégie de transformation de notre système de santé », le HCAAM, qui avait été saisi par la ministre Agnès Buzyn, abordait, parmi de nombreuses pistes de réformes (un certain nombre se retrouvent présentes dans « Ma Santé 2022 »), un problème éthique majeur (p 52 et 53).

Le « serment d'Hippocrate » a été articulé à une époque où les connaissances et moyens médicaux étaient rudimentaires par rapport à ce qu'ils sont devenus, à une époque où la médecine était un « art » presque individuel.

A une époque où la médecine est devenue une vaste organisation truffée de moyens faisant des médecins des « professionnels de soins augmentés », installés dans une mécanique financière qui en fait un véritable « service public », bien que les caractéristiques en soient tues, il faut reprendre ses valeurs fondatrices à nouveaux frais.[...] Le Haut Conseil considère qu'il est important de reconsidérer explicitement ce système de valeurs et de principes [...] notamment pour l'adapter tant aux évolutions déjà constatées dans les pratiques qu'aux attentes des patients et usagers et des professionnels eux-mêmes.

Le Haut Conseil estime que cette exigence concerne l'ensemble des professions de santé qui doivent pouvoir se référer à un socle de valeurs communes cohérentes avec les enjeux de notre temps ainsi qu'avec l'organisation proposée dans le présent rapport [...] Les valeurs professionnelles peuvent évoluer pour nourrir et permettre la transformation de l'offre de soins, en s'articulant autour de notions telles que : « l'égalité et la justice sociale ; le travail collectif, la coopération et la collaboration entre professionnels, la primauté et le respect du patient (bien-être, autonomie), la compétence et la médecine fondée sur des preuves et enfin la gestion raisonnée des ressources limitées du système de santé. Dans cette optique, le Serment d'Hippocrate peut être relu avec beaucoup d'intérêt. Qu'y manque-t-il ? Pas grand-chose au fond. Trois ou quatre prolongements peut-être : l'inter-professionnalité, l'approche de santé publique, la préoccupation du juste soin.

Le Haut Conseil, qui ne peut prétendre définir lui-même ces valeurs, appelle les différentes professions, les patients et les pouvoirs publics à s'engager dans ce travail et à en tirer, le moment venu, les conséquences législatives, règlementaires, organisationnelles ainsi que dans le contenu des formations initiales et continues. »

Bref, c'est, en fait, une refondation éthique profonde que demande le HCCAM, dans le cadre de « ressources limitées ».

4. Organiser un débat public d'ampleur nationale.

Le projet « Ma Santé 2022 », nettement enrichi, exposant les objectifs d'un Service public rénové, avec les moyens à mettre en œuvre, les résultats escomptés, le calendrier de réalisation et les contraintes à respecter, devrait faire l'objet d'un document présenté à l'opinion publique en vue d'un grand débat national.

On peut envisager diverses modalités pour sa réalisation. Le Commissariat général à la stratégie et à la prospective, instrument de travail du Commissaire général du Plan, peut organiser des débats publics de la sorte, à la demande du Premier ministre. Il pourrait être opportun de démultiplier son organisation grâce au Conseil économique, social et environnemental (CESE) et aux Conseils économiques, sociaux et environnementaux régionaux (CESER), car il doit, physiquement, couvrir le territoire, ce qui n'exclut pas une participation par voie électronique.

La longue expérience de la Commission nationale du débat public (CNDP)pourrait être mise en œuvre pour l'organisation de chaque réunion publique afin de faire la place tant à des présentateurs du projet de réforme qu'à tous les débatteurs, cette libre expression étant indispensable à l'établissement de la confiance.

A l'issue du débat, en amendant, s'il le juge nécessaire, son projet, le gouvernement arrêtera le plan de rénovation « pour les 50 ans à venir ».

Liste des abréviations.

AFSSA Agence française de sécurité sanitaire des aliments.
ALD Affection de longue durée.
ANAES Agence nationale d'accréditation en santé.
ARH Agence régionale de santé.
ARS Agence régionale de santé.
CESE Conseil économique, social et environnemental.
CNAM Caisse nationale d'assurance maladie.
CADES Caisse d'amortissement de la dette sociale.
CESR Conseil économique, social et environnemental régional.
CRDS Contribution au remboursement de la dette sociale.
CTPS Communauté territoriale professionnelle de santé.
DREES Direction des études, de l'évaluation et des statistiques (du ministère chargé de la santé)
EPRUS Etablissement de préparation et de réponse aux urgences sanitaires.
GHT Groupement hospitalier de territoire.
HCAAM Haut conseil pour l'avenir de l'assurance maladie.
HAS Haute autorité de santé.
HCSP Haut conseil de la santé publique.
HDH Health data hub.
IGAS Inspection générale des affaires sociales.
IGF Inspection générale des finances.
IGA Inspection générale de l'administration.
INCa Institut national du cancer.
INDS Institut national des données de santé.
INPES Institut national de prévention et d'éducation pour la santé.
InVS Institut de veille sanitaire.
LFSS Loi de financement de la sécurité sociale
MSP Maison de santé pluriprofessionnelle.
ONDAM Objectif des dépenses d'assurance maladie.
PNNS Programme national nutrition santé
ROSP Rémunération sur objectifs de santé publique.
T2A Tarification à l'activité.

Structures éditoriales du groupe L'Harmattan

L'Harmattan Italie
Via degli Artisti, 15
10124 Torino
harmattan.italia@gmail.com

L'Harmattan Hongrie
Kossuth l. u. 14-16.
1053 Budapest
harmattan@harmattan.hu

L'Harmattan Sénégal
10 VDN en face Mermoz
BP 45034 Dakar-Fann
senharmattan@gmail.com

L'Harmattan Cameroun
TSINGA/FECAFOOT
BP 11486 Yaoundé
inkoukam@gmail.com

L'Harmattan Burkina Faso
Achille Somé – tengnule@hotmail.fr

L'Harmattan Guinée
Almamya, rue KA 028 OKB Agency
BP 3470 Conakry
harmattanguinee@yahoo.fr

L'Harmattan RDC
185, avenue Nyangwe
Commune de Lingwala – Kinshasa
matangilamusadila@yahoo.fr

L'Harmattan Congo
67, boulevard Denis-Sassou-N'Guesso
BP 2874 Brazzaville
harmattan.congo@yahoo.fr

L'Harmattan Mali
ACI 2000 - Immeuble Mgr Jean Marie Cisse
Bureau 10
BP 145 Bamako-Mali
mali@harmattan.fr

L'Harmattan Togo
Djidjole – Lomé
Maison Amela
face EPP BATOME
ddamela@aol.com

L'Harmattan Côte d'Ivoire
Résidence Karl – Cité des Arts
Abidjan-Cocody
03 BP 1588 Abidjan
espace_harmattan.ci@hotmail.fr

Nos librairies en France

Librairie internationale
16, rue des Écoles
75005 Paris
librairie.internationale@harmattan.fr
01 40 46 79 11
www.librairieharmattan.com

Librairie des savoirs
21, rue des Écoles
75005 Paris
librairie.sh@harmattan.fr
01 46 34 13 71
www.librairieharmattansh.com

Librairie Le Lucernaire
53, rue Notre-Dame-des-Champs
75006 Paris
librairie@lucernaire.fr
01 42 22 67 13

www.ingramcontent.com/pod-product-compliance
Lightning Source LLC
LaVergne TN
LVHW010948061026
849535LV00006B/1625